TRAITÉ

DU

PALPER ABDOMINAL

708. — ABBEVILLE. — TYP. ET STÉR. GUSTAVE RETAUX.

TRAITÉ

DU

PALPER ABDOMINAL

AU POINT DE VUE OBSTÉTRICAL

ET DE LA

VERSION PAR MANŒUVRES EXTERNES

PAR

A. PINARD

Professeur agrégé à la Faculté de médecine de Paris,
Ancien chef de Clinique d'accouchements, Chevalier de la Légion d'honneur.

AVEC 27 FIGURES INTERCALÉES DANS LE TEXTE
ET PRÉCÉDÉ D'UNE PRÉFACE DE M. LE PROFESSEUR PAJOT

PARIS
H. LAUWEREYNS, LIBRAIRE-ÉDITEUR
2, RUE CASIMIR DELAVIGNE, 2

1878

PRÉFACE

Plus la connaissance vraie des phénomènes de la vie tend à s'accroître, plus augmente le nombre des actes purement physico-chimiques considérés, à tort jusqu'ici, comme des manifestations vitales.

Les accoucheurs des deux derniers siècles accordèrent déjà une certaine part aux actions mécaniques dans la parturition. Elle était insuffisante.

Les positions et mouvements, en apparence très-complexes, subis par le fœtus pendant les divers accouchements, ont été l'objet d'analyses si multipliées qu'on peut considérer cette phase de la reproduction comme à peu près entièrement connue.

Les Baudeloque, Nœgelé, P. Dubois et beaucoup d'autres, n'ont, pour ainsi dire, rien laissé à découvrir après leurs savantes études des rapports successifs du fœtus avec la matrice et le canal pelvien.

Il ne restait plus guère qu'à rechercher, si ces mouvements, ces attitudes, ces rapports; dans leur normalité et même dans leurs exceptions, n'étaient pas régis par certaines causes physiques, et soumis à quelque loi mécanique dont les présentations et les parturitions naturelles traduisaient l'application régulière, mais qu'il fallait rechercher et retrouver encore, dans les présentations et les accouchements anormaux qui, tout d'abord, semblaient faire échec à la loi.

Les praticiens éminents dans notre art, n'avaient jamais pu se résoudre complètement à considérer la naissance de l'homme comme un fait dépendant des lois physiques, au moins dans sa majeure partie. Les plus osés faisaient intervenir la pesanteur pour expliquer les présentations et comme l'expérimentation ne confirmait pas l'hypothèse, on s'en tenait avec P. Dubois à cet *instinct fœtal*, qu'il acceptait faute de mieux, sans songer qu'il revenait ainsi à la Providence et à la grâce de Dieu, d'Avicenne.

Or, la contraction utérine et l'effort volontaire, mis à part ; tout le reste de l'acte fonctionnel, du début à la fin, sa préparation comme sa terminaison, en dépit de divisions classiques et surannées, tout le reste de la parturition est une application constante de la *loi d'accommodation* c'est-à-dire d'une loi physique.

Malgré les résistances des esprits de bonne foi, prenant volontiers leurs désirs pour des réalités, malgré les attaques sans valeur dont cette loi a été l'objet, à son apparition, la jeune génération obstétricale paraît avoir reconnu la justesse du principe, et l'auteur de ce livre peut revendiquer à bon droit, toute une série d'applications heureuses et nouvelles dont cette loi est devenue pour ainsi dire, l'occasion.

Le lecteur trouvera dans ce traité deux parties distinctes. L'une, exposant sur le *palper obstétrical*, des notions beaucoup plus précises que toutes celles publiées jusqu'ici.

Chef de clinique à la Faculté, professeur particulier très-suivi, aujourd'hui professeur agrégé, nommé à l'unanimité, à la suite du concours le plus brillant, M. Pinard avait, comme matériaux, comme situation et comme qualités, tout ce qui était nécessaire pour vérifier et exposer ses idées sur un moyen d'exploration qu'il avait particulièrement étudié et enseigné. On trouvera dans cette première partie des indications très-nettes pour obtenir, par un mode d'exploration connu depuis longtemps, des résultats plus saisissants et plus complets que tous ceux indiqués dans nos cours et nos traités modernes.

La seconde partie est d'un intérêt plus grand encore. *L'accommodation naturelle*, réalisée à la fin de la grossesse, par la présentation du sommet, est incontestablement désirable au point de vue de la terminaison favorable du travail.

Sauf, peut-être les rares partisans de la version pelvienne dans les rétrécissements moyens (qui, à notre sens, n'ont vu qu'un côté de la question) tous les accoucheurs considèrent, comme une circonstance heureuse la présence du vertex au détroit supérieur.

Or, si par une cause appréciable ou inconnue, l'*accommodation naturelle* ne s'est point produite ; si d'un autre côté, on parvient à vulgariser chez les médecins, en les chargeant de la populariser parmi les femmes, cette idée, qu'un examen très-attentif de la situation fœtale est absolument indispensable vers les derniers temps de la gestation ; si enfin, l'*accommodation artificielle* est possible et sans danger, pour un grand nombre de cas, comme les observations contenues dans ce traité tendent à le démontrer, quels avantages pour les femmes, les enfants et les médecins eux-mêmes.

Pouvoir réduire en présentation du sommet, à la fin de la grossesse, la presque totalité des présentations autres que la tête, parvenir à rendre permanente, l'*accommodation*, ainsi obtenue *artificiellement*, serait un progrès considérable pour l'art.

Sans doute, la version par manœuvres externes visait à ce but, et plus d'un accoucheur, comme celui qui écrit ces lignes, l'avait tentée et réussie dans des conditions favorables à son succès, mais ramené au détroit, le sommet reprenait bientôt sa situation première.

Il est assez souvent peu difficile assurément dans le dernier mois de diriger la tête vers l'orifice quand elle occupe une fosse iliaque, par exemple, mais il est rare, à la fin de la grossesse, de ne pas retrouver cette tête, avant l'accouchement dans la position vicieuse, corrigée momentanément par la manœuvre.

La combinaison des moyens exposés dans ce traité constitue une méthode à la fois plus ingénieuse et aussi plus rationnelle.

Elle donne, on le verra, des chances de réussite *persistante* à une opération à peu près improductive jusqu'à ces derniers temps. Cette méthode mérite donc d'être tentée, les observations se multipliant, on pourra définitivement juger si elle doit, désormais, prendre place dans l'obstétrique usuelle. Nous le croyons comme l'auteur.

Pratiquée, avec toutes les précautions et la prudence conseillées dans ce livre, cette manœuvre et les moyens contentifs qui la complètent, ne présentant aucun danger, les praticiens n'hésiteront donc, pas plus que nous ne le ferons nous-mêmes, à tenter un moyen en partie nouveau, rationnel, inoffensif entre des mains prudentes, et destiné à éviter aux femmes et aux enfants une de ces extractions manuelles dont P. Dubois a pu dire « que l'homme le plus expérimenté ne pouvait jamais, en les commençant, prévoir, à coup sûr, les conséquences de leur terminaison. »

D'ailleurs, en fait d'opérations obstétricales, quand la nécessité d'opérer s'impose, il faut prendre son parti virilement et mettre toutes les chances connues de son côté, mais quand on le peut — mieux vaut éviter que réussir — Ce livre accroit les chances d'éviter. Le but est louable.

Professeur PAJOT.

AVANT-PROPOS

Au commencement de l'année 1873, alors que j'avais l'honneur d'être l'interne de M. Tarnier, chirurgien en chef de la Maternité, cet excellent maître, après m'avoir indiqué quels avantages on pouvait retirer en obstétrique du Palper abdominal, m'engagea vivement à étudier à fond ce procédé d'exploration, beaucoup trop peu connu encore, d'après lui, et surtout beaucoup trop peu employé.

Je me mis alors à l'œuvre et bientôt chaque jour vint m'apporter la preuve du bien fondé de l'assertion de M. Tarnier.

Grâce à un heureux concours de circonstances, qui m'a depuis cette époque toujours placé dans un milieu favorable, j'ai pu pratiquer et étudier le Palper sur des milliers de femmes enceintes.

Ce sont les résultats de cette étude que je publie aujourd'hui.

Depuis longtemps, certes, le Palper abdominal est connu des accoucheurs. Cependant, malgré les indications, vagues il est vrai, qu'on rencontre dans les auteurs anciens, malgré les préceptes beaucoup plus précis déjà donnés par les auteurs modernes et en particulier par Wigand, malgré les détails dans lesquels sont entrés Mattei, Tarnier, Belin, etc., il n'en est pas moins vrai que jusqu'à présent ce mode d'exploration est peu enseigné par les maîtres, peu connu des élèves, et que les praticiens sont loin de lui demander les importants services qu'il peut leur rendre.

Les élèves sont exercés, ou s'exercent plus ou moins, à pratiquer le toucher et l'auscultation, les deux procédés classiques, et dans les cliniques officielles existent des salles appelées : Salles du *Toucher*. Mais s'il est intéressant pour les accoucheurs de connaître les modifications du col pendant la grossesse, il l'est bien plus encore de reconnaître exactement la situation qu'occupe le fœtus pendant la dernière période de la gestation.

Je ne veux nullement opposer le Palper aux autres procédés d'exploration, car chacun d'eux à un moment donné a son importance, mais je voudrais seulement démontrer son incontestable utilité alors que le toucher et l'auscultation ne peuvent donner que des résultats problématiques.

Ainsi, au point de vue du diagnostic des présentations

et des positions, le toucher ne peut rendre de services qu'autant qu'il est pratiqué au *moment d'élection*, et encore faut-il que la partie fœtale soit assez profondément engagée.

Quant à l'auscultation qui nous permet d'interroger à chaque instant le fœtus et à ce dernier de répondre, qui voudrait lui enlever ce rôle, ou amoindrir son importance? Assurément personne. Mais suffit-elle pour établir un diagnostic précis ? Je ne le crois pas, tandis que le Palper seul, ou associé aux deux autres procédés, indiquera d'une façon précise à peu près dans tous les cas, sinon dans tous, quelle est la situation du fœtus et quels sont ses rapports avec les cavités abdominale et pelvienne.

Mais pour pratiquer le Palper avec fruit, il est absolument indispensable de savoir par avance quelles sont les principales attitudes du fœtus, quelles sont celles qui sont normales ou anormales, en un mot l'accommodation du fœtus pendant la vie intra-utérine doit être connue, sous peine d'explorer à l'aventure.

C'est pour cette raison que j'ai fait précéder l'étude du Palper, d'un chapitre intitulé : Accommodation du fœtus, ou causes des diverses présentations.

Dans cette partie, je ne fais qu'exposer les idées professées depuis longtemps, dans ses cours à la Faculté, par le professeur Pajot. Cet illustre maître a surtout étudié l'accommodation pendant le travail, je l'ai étudiée spécialement pendant la grossesse.

Les deux premières parties de ce travail ne sont donc en réalité que l'exposé plus ou moins développé de ce qui m'a été enseigné par mes deux maîtres.

La troisième et dernière partie traitant de la version par manœuvres externes n'est que le corollaire des deux premières.

En effet, après avoir étudié et reconnu, je crois, les causes des présentations anormales, après avoir acquis la conviction qu'il était possible de les diagnostiquer avant le travail, à l'aide du Palper, je songeai à les faire disparaître.

Pour cela, il fallait faire entrer dans le domaine de la pratique cette belle et inoffensive opération : la version par manœuvres externes; il fallait de plus trouver un moyen simple et facile de maintenir le fœtus dans la nouvelle situation qu'on venait de lui donner.

C'est là le but que je poursuivis ; l'ai-je atteint ? L'avenir seul pourra le dire.

TRAITÉ
DU PALPER ABDOMINAL
AU POINT DE VUE OBSTÉTRICAL

PREMIÈRE PARTIE

DE L'ACCOMMODATION DU FOETUS, PENDANT LA GROSSESSE, OU DES CAUSES DES DIVERSES PRÉSENTATIONS.

Les résultats enregistrés chaque jour en examinant les femmes enceintes, à l'aide du palper pratiqué pendant les différentes périodes de la grossesse, ne tardent pas à montrer que l'histoire du fœtus pendant la vie intra-utérine, relative à sa situation, à ses diverses attitudes, est insuffisament connue. Il résulte de nombreux examens que, pendant la grossesse, une loi régit les rapports de l'organisme fœtal avec l'organisme maternel.

Cette loi, qui préside à *l'accommodation pendant la grossesse*, est semblable dans ses causes et dans ses résultats à la loi *d'accommodation du travail*, si nettement et si bien formulée par le professeur Pajot (1) : *Quand un corps solide est contenu dans un autre, si le contenant est le siége d'alternatives de mouvements et de repos, si les surfaces sont*

1. Pajot. Article *Accouchement*. In *Dictionnaire encyclopédique des sciences médicales.*

glissantes et peu anguleuses, le contenu tendra sans cesse à accommoder sa forme et ses dimensions aux formes et à la capacité du contenant.

« *Sont régies par cette loi les présentations et les positions dans les bassins normaux et viciés.* »

C'est à l'étude de cette loi que je veux consacrer la première partie de ce travail, en appelant à mon aide l'anatomie, la physiologie, et les résultats fournis par la clinique et la statistique.

Pour procéder avec ordre, il est indispensable d'étudier :

1° L'attitude propre du fœtus dans la cavité utérine ;

2° Les rapports du fœtus avec la cavité utérine ;

3° Les rapports de l'utérus gravide avec la cavité abdominale et la cavité pelvienne ;

4° L'accommodation de la tête du fœtus dans l'excavation, pendant la grossesse.

§ 1. *Attitude du fœtus.* — Généralement le fœtus, dans la cavité utérine, est recourbé sur sa partie antérieure, la tête fléchie, le menton rapproché du sternum. Les membres supérieurs sont placés le long du thorax, les avant-bras se croisent sur le devant de la poitrine. Les principaux segments des membres inférieurs sont fléchis : les pieds sur les jambes, les jambes sur les cuisses, les cuisses sur l'abdomen, souvent les jambes sont entre-croisées au devant des cuisses.

En résumé, le fœtus, en raison de sa conformation anatomique et surtout de ses articulations, est partout fléchi ; il est ramassé sur lui-même, pelotonné, ainsi que l'est au moment d'éclore le poulet dans sa coquille.

La forme générale du fœtus, ainsi replié sur lui-même, représente assez exactement un ovoïde, dont la grosse extrémité serait constituée par l'extrémité pelvienne, accompagnée des membres inférieurs, et la petite par l'extrémité céphalique fléchie.

Le grand diamètre de cet ovoïde mesure à terme environ 28 à 32 centimètres.

« Cette attitude accroupie, dit Cazeaux, ne peut être l'effet de la pression exercée par les parois utérines sur l'enfant, puisque celui-ci est dans une cavité beaucoup plus grande que son volume total ; *elle paraît tenir* à l'individu même. » Ici, l'élève ne va pas aussi loin que le maître ; il ne fait pas appel, comme Dubois, à la *raison instinctive*, puisqu'à propos des causes de la présentation du sommet, il se refuse à l'admettre, mais enfin il paraît tout disposé, lui aussi, à chercher dans un ordre d'idées plus élevé, l'explication d'un fait qui ne lui paraît nullement expliqué par des raisons matérielles.

En dehors des mouvements actifs qui n'ont rien de permanent, le fœtus peut et doit être considéré dans l'utérus non-seulement comme un être vivant et actif, mais encore comme un corps passif. Dès lors, il est soumis aux lois physiques qui régissent tous les corps placés dans les mêmes conditions que lui. La pierre dans la vessie, le calcul dans la vésicule biliaire n'ont pas d'angles saillants, mais arrondis. Le fœtus, lui, arrondit ses angles en se fléchissant, en se rapetissant ; chaque pression qu'il supporte, partielle ou générale, due à la contraction utérine ou à la contraction des muscles de la paroi abdominale, chaque mouvement qui lui est imprimé par l'organisme maternel, ont pour résultat, non de le polir, mais de le fléchir, vu qu'il ne peut s'étendre.

Il est vrai que de temps en temps le fœtus, semblant réagir contre sa passivité, accomplit des mouvements brusques dont la cause est certainement physique ou physiologique, et que un ou plusieurs membres semblent se soustraire à cette loi, mais toujours d'une façon relative et passagère.

Donc, les causes de l'attitude du fœtus sont toutes matérielles, et tiennent aussi bien aux pressions qu'il supporte qu'à l'individu lui-même.

§ 2. *Des rapports du fœtus avec la cavité utérine.* — Bien longtemps avant l'époque où les divers procédés d'exploration employés en obstétrique, de plus en plus perfectionnés, vinrent renseigner les accoucheurs sur la situation du fœtus pendant les derniers mois de la grossesse, un fait, que personne du reste ne pouvait méconnaître, et dont la fréquence devait frapper les esprits, à savoir que le plus souvent, dans les accouchements à terme, l'enfant sort la tête la première, était venu constituer le premier chapitre de l'histoire du fœtus dans ses rapports avec la cavité utérine. On savait donc déjà qu'à la fin de la grossesse, presque toujours, le fœtus a la tête en bas.

Un autre fait ne tarda pas à être observé, c'est que, avant terme, lorsque l'expulsion a lieu, la prédominance des présentations du sommet diminue insensiblement, alors que les autres présentations deviennent plus nombreuses.

Chercher pourquoi ces phénomènes se produisent, comment ils se produisent, fut le souci des accoucheurs depuis les temps les plus reculés jusqu'à nos jours.

Il suffit, pour en avoir la preuve, de lire l'historique de cette question, fait par Cohnstein (1) et dont la traduction a paru dans les *Archives générales de médecine* en 1868.

(1) Cohnstein. *Die Ætiologie der normalen Kindeslage.* In *Monatsschrift für Geburtskunde.* Bd. XXXI, p. 141; 1868.

Aussi les explications données, les hypothèses émises, les opinions soutenues sont-elles innombrables. Dans le rapide historique que je vais exposer, je ne rappellerai que les principales.

D'après l'hypothèse hippocratique, le fœtus, pendant les sept premiers mois de la gestation, a la tête en haut et est maintenu dans cette situation par des liens venant de l'ombilic. A partir de cette époque, les liens se déchirent, l'enfant culbutant : la tête vient se placer en bas. Au moment de l'accouchement, l'enfant lui-même cherche l'orifice utérin. Telle était la théorie de la culbute qui régna sans conteste jusque dans le milieu du XVIe siècle.

Aristote, tout en partageant l'opinion d'Hippocrate, admet cependant que la pesanteur agit comme facteur pour faire descendre la tête.

Realdus Columbus, le premier, s'éleva contre la théorie de la culbute, et après avoir, à l'aide d'observations recueillies sur des femmes vivantes et mortes, recherché la situation du fœtus dans l'utérus, il admit trois présentations : celles de la tête, du siége et du tronc.

Arantius soutient, en 1564, une opinion qui a trouvé depuis un grand nombre d'adhérents. Le premier, il pense que la tête est en haut, parce que l'utérus, qui a la forme d'un œuf, paraît mieux disposé pour loger la tête dans sa partie supérieure, la plus spacieuse; arrivé à terme, l'enfant, à cause du manque de nourriture et d'espace, ne peut rester dans cette situation, aussi la tête culbute de haut en bas.

Ambroise Paré rapporte à un sentiment instinctif du fœtus la cause de la présentation si fréquente du sommet.

Ce furent de La Motte, Smellie, Solayrès de Renhac et Baudelocque qui ruinèrent complétement la théorie de la culbute, en même temps qu'ils commencèrent à étudier les changements de présentation du fœtus pendant la grossesse.

Considérant la petitesse de l'enfant, dit Baudelocque, dans les premiers mois, la grandeur de l'utérus, l'abondance du liquide amniotique, on ne peut admettre que le fœtus reste immobile pendant des mois entiers sur la partie inférieure de l'utérus.

Bichat pense également que le fœtus ne peut prendre aucune situation fixe pendant la première moitié de la grossesse, à cause de sa légèreté et de la brièveté du cordon ombilical, et que ce n'est qu'à une certaine période que la tête se fixe en bas.

Dubois, après avoir ruiné par des expériences la théorie de la pesanteur comme cause des présentations céphaliques, se rallia à l'hypothèse d'Ambroise Paré, et pensa que le fœtus, par *des déterminations instinctives ou volontaires*, choisissait l'attitude la plus favorable pendant la grossesse, et ensuite au moment du travail.

Bien que Dubois ait démontré qu'en plongeant des fœtus de 4 à 9 mois dans des vases remplis d'eau, le dos ou l'épaule gagnaient plus rapidement le fond que la tête, la théorie de la pesanteur fut reprise par J. Matthews Duncan et Veit.

Simpson, comme Dubois, ne reconnaît pas l'influence de la pesanteur comme cause de la présentation de la tête.

Voici quelles objections il fait à cette manière de voir :

1° La théorie de la gravitation est basée sur la station verticale de la mère, qui n'est pas constante ;

2° On ne peut considérer en aucune façon l'enfant comme suspendu au cordon ombilical, car celui-ci est trop long et ses fréquents enroulements doivent retirer la tête loin de l'orifice utérin;

3° Les fœtus hydrocéphales naissent rarement en présentation de la tête, les anencéphales fréquemment, au contraire;

4° Les enfants morts ou nés prématurément se présentent souvent par l'extrémité pelvienne. Aussi, pour Simpson, est-ce à la suite de mouvements réflexes, que le fœtus accomplit des mouvements d'abord, et se place ensuite dans telle ou telle situation.

Gauriet, Credé et Kristeller pensent que ce sont les contractions indolores de l'utérus qui exercent la plus grande influence sur les productions des présentations de l'extrémité céphalique.

Scanzoni reconnaît que la présentation de l'extrémité céphalique est le résultat de causes multiples, telles que la pesanteur, la forme de la cavité utérine, celle du fœtus, la quantité de liquide amniotique, les contractions de l'utérus pendant la grossesse et l'accouchement, et même les mouvements actifs du fœtus.

Cohnstein pense que c'est dans le fœtus lui-même et non dans ses mouvements actifs ou passifs, ni dans les parties qui l'entourent, parties qui se changent et se modifient, qu'on doit chercher l'explication de ces présentations.

La présentation dépend pour lui de la circulation du sang. C'est en se basant sur ce fait que la circulation est différente pendant la grossesse qu'il cherche à expliquer et à réhabiliter la culbute.

Pour Cazeaux, l'explication de la grande fréquence des présentations du sommet réside dans la forme du fœtus, mais surtout dans la forme de l'utérus et dans son mode de développement aux diverses époques de la grossesse.

« Si l'on réfléchit, dit-il, que l'utérus, se développant dans les six premiers mois aux dépens de son fond, est très-évasé à la partie supérieure, très-étroit, au contraire, dans son segment inférieur, ne voit-on pas que l'extrémité pelvienne qui, dans l'état de pelotonnement où se trouvent les membres inférieurs, constitue une masse beaucoup plus volumineuse que la tête, doit se loger tout naturellement dans le point le plus éloigné de l'organe, c'est-à-dire vers le fond, et par conséquent la tête se porter vers le col? Sans aucun doute, dans les trois derniers mois, la partie inférieure s'évase presqu'autant que le fond de la matrice, mais alors la longueur verticale est trop considérable pour qu'il puisse traverser le diamètre transversal de l'utérus, et, à moins de circonstances exceptionnelles, il reste forcément dans la position qu'il avait d'abord prise.

« En un mot, le fœtus, renfermé dans un vase clos sans cesse agité par des mouvements, doit, non pas instinctivement, mais mécaniquement, être placé dans la position où les parties les plus volumineuses correspondent aux points les plus spacieux de l'organe. »

Schrœder, malgré les expériences de Dubois, les objections de Simpson, auxquelles il répond par des explications nuageuses, continue à se montrer partisan de la théorie de la pesanteur.

Que de temps il a fallu pour arriver à reconnaître qu'une loi présidait aux rapports de l'organisme fœtal avec l'organisme maternel !

Cette accommodation n'est qu'une résultante dont les nombreux facteurs doivent être connus.

Il est aujourd'hui admis sans conteste que, dans les six premiers mois, le segment supérieur ou le fond de l'utérus est plus développé que l'inférieur.

On sait également que, jusqu'à cette époque, la tête est la partie la plus volumineuse du fœtus.

Nous connaissons donc déjà la forme du contenant et du contenu.

Pendant toute la durée de la grossesse, il existe des contractions indolores de l'utérus, et il est prouvé que, quand l'utérus se contracte, il rétrécit ses diamètres transversaux et augmente ses diamètres longitudinaux. De plus, aucune femme ne reste immobile pendant la durée de la gestation, et ces mouvements de la mère retentissent tous plus ou moins sur le fœtus :

Voilà les alternatives de mouvements et de repos.

La paroi la plus interne de l'œuf, celle qui est en rapport avec le fœtus, est l'amnios dont la face interne est unie et glissante ; entre le fœtus et la paroi utérine existe le liquide amniotique, dont la quantité varie; le fœtus a des parties plutôt arrondies qu'anguleuses ; on trouve, à partir du cinquième mois, sur la peau l'enduit sébacé qui ne peut que favoriser les glissements ; donc, si la loi est vraie, la forme de l'utérus et du fœtus rendent l'accommodation possible ; le poli de l'amnios, le liquide amniotique, le pelotonnement du fœtus, la lubréfaction de sa peau la favorisent, les contractions utérines et les mouvements de la mère et même ceux du fœtus l'exécutent.

Pendant les deux premiers tiers de la grossesse, grâce au liquide ammiotique, le fœtus jouit d'une certaine liberté et il est facile de le faire évoluer comme cela nous est arrivé bien souvent; mais après quelque temps, il reprend sa situation. C'est qu'à ce moment le volume total de l'utérus l'emporte beaucoup sur celui du fœtus, de sorte que la sollicitation à l'accommodation n'est pas impérieuse, nécessaire, comme elle le deviendra plus tard.

La clinique confirme-t-elle ces assertions?

Les observations et les statistiques qui suivent vont répondre.

J'ai examiné avec le plus grand soin quinze femmes enceintes de quatre à six mois et demi.

Chez quatre, enceintes de cinq mois à six mois et demi, la tête, extrêmement mobile, était en bas.

Chez les onze autres, elle était en haut et très-nettement perçue par le palper au niveau de la région ombilicale, là où la paroi abdominale est très-mince et le ballottement céphalique si nettement perçu. De plus, par le toucher, en déprimant le segment inférieur de l'utérus, je sentais nettement les membres inférieurs.

Enfin, pour plus de sûreté, je ramenais le pôle fœtal supérieur en bas, et je constatais alors par le toucher vaginal que c'était bien l'extrémité céphalique.

Voici maintenant les statistiques de Scanzoni, de Dubois, de Spaeth, rassemblées par Veit :

Statistique concernant les présentations dans 247 accouchements prématurés.	MOIS de la grossesse	PRÉSENTATIONS		
		du la tête	du siége	du tronc
	5e et 6e mois	140=56,68 %	95=35,42 %	12=4,86 %

Quand le fœtus est mort et macéré, deux facteurs disparaissent : le mouvement et la forme. C'est la forme même du contenu qui n'a plus de résistance ; il se moule et s'accommode à peine, ainsi qu'on peut le voir d'après les chiffres ci-dessous, rassemblés par Cohnstein, et comprenant les statistiques de Dubois et Scanzoni :

Sur 165 fœtus morts, expulsés avant le sixième mois :

81 se présentèrent par la tête ;
80 — par le siége ;
4 — par le tronc ;

Dans une statistique relevée par Matthews Duncan à la maternité de Dublin, on trouve les chiffres suivants :

Sur 527 fœtus macérés, 94 ou 1 sur 5 présentaient une position anormale.

88 ou 1 sur 6 présentaient le siége.

6 ou 1 sur 88, l'épaule.

Dans les trois derniers mois, un fait capital se prononce ; par suite du développement des membres inférieurs ; il faut plus de place alors pour loger l'extrémité pelvienne, en raison de la conformation anatomique de ces parties, que pour loger l'extrémité céphalique.

Aussi constate-t-on, au fur et à mesure que la gestation se rapprochera du terme, la prédominance croissante des présentations de l'extrémité céphalique.

Statistique empruntée à Veit :

Sur 1231 accouchements ayant eu lieu dans les septième, huitième et neuvième mois :

898 (62,88 %) se présentèrent par le sommet ;
283 (16,32 %) — par le siége ;
50 (3,5 %) — par l'épaule ;

A terme, Dubois trouva, sur 2020 accouchements, 1913 fois le sommet, 95 %.

Un autre résultat, fourni par la pathologie, est non moins probant : c'est celui déjà invoqué par Simpson. Dans les cas d'hydrocéphalie, quand la tête est énormément développée, où se trouve-t-elle le plus souvent ? Au fond de l'utérus. On sait, en effet, combien, dans ces cas, les présentations de l'extrémité pelvienne sont fréquentes.

Dans les cas de grossesse gémellaire, l'accommodation est rendue très-difficile, on le comprend. Aussi n'ai-je pas été surpris de rencontrer dans ma statistique les chiffres suivants ;

Dans les grossesses gémellaires, on observe la présentation du siége une fois sur trois, et celle de l'épaule, une fois sur dix-neuf.

Les chiffres de Kleinwächter concordent absolument avec les miens. Il a trouvé, en effet, pour les jumeaux le rapport suivant : Présentation du sommet, 69 %; présentation du siége, 25 %; présentation de l'épaule, 5 %.

Enfin il est un autre cas où l'accommodation ne se produit pas parce qu'elle n'est pas provoquée ; c'est dans le cas d'hydropisie de l'amnios. Alors la cavité utérine est tellement distendue par le liquide, tellement spacieuse que le fœtus évolue sur tous les axes avec la plus grande facilité, d'autant plus que dans ce cas il est généralement peu développé. Aussi, comme on le sait, l'hydropisie de l'amnios favorise les mauvaises présentations, c'est-à-dire qu'au moment du travail, quand les membranes se rompent, c'est indifféremment telle ou telle région qui se trouve surprise au niveau de l'aire du détroit supérieur.

Il se produit le même fait qu'on observe quand un avorton est expulsé; il n'y a pas alors de mécanisme, le fœtus n'exécute pas la série de mouvements passifs qu'on rencontre à terme, parce que ces mouvements ne sont pas nécessaires et par cela même non provoqués.

Jusqu'ici j'ai envisagé l'attitude du fœtus, sa situation dans l'utérus ; il me reste à accomplir maintenant ma dernière étape, en étudiant les rapports de l'utérus gravide avec la cavité abdominale et la cavité pelvienne.

§ 3. *Rapport de l'utérus gravide avec la cavité abdominale et la cavité pelvienne.* — On a, en considérant en quelque sorte l'utérus comme isolé, négligé un des facteurs les plus importants, sinon le plus important de l'accommodation.

L'utérus, sac elliptique, est contenu dans un autre sac, extensible seulement au niveau des parois latérales et antérieures : la cavité abdominale et pelvienne.

Pour conserver sa forme, l'utérus a besoin d'avoir sa paroi doublée, soutenue ; c'est là le rôle de la paroi abdominale.

Il est vrai qu'une opinion soutenue par Wigand, mais surtout par le professeur Herrgott, de Nancy, qui l'a appuyée sur des preuves anatomiques, semble saper par la base mon assertion (1).

En effet, le professeur Herrgott pense avec Baer, Saxtorph, Wigand, que la forme anormale serait cause et non effet de la présentation, et, dans l'ouvrage très-intéressant auquel je fais allusion, donne les dessins représentant des utérus dont le grand diamètre était transversal ou oblique. Ce sont ces malformations qui expliqueraient comment à chaque grossesse, chez les mêmes femmes, les enfants se présenteraient par l'épaule.

Ces faits existent, c'est avéré, mais justement ils plaident en faveur de l'accommodation. Du reste ils sont exceptionnels, et les présentations de l'épaule, ainsi que je le prouverai plus loin, sont infiniment plus fréquentes chez les femmes qui ont déjà eu plusieurs accouchements normaux.

Voici comment j'ai été amené à étudier le rôle physiologique, et en même temps si important, de la paroi abdominale dans l'accommodation du fœtus.

En examinant chaque jour des femmes enceintes, j'ai été frappé de ce fait général, bien connu déjà, à savoir que chez les primipares je trouvais à partir du huitième mois la tête du

1. Herrgott. *Essai sur les différentes variétés de forme de la matrice pendant la gestation et l'accouchement.* Thèse de Strasbourg, 1389.

fœtus plongeant dans l'excavation et ayant entraîné avec elle le segment inférieur de l'utérus; chez des multipares au contraire, dans des périodes correspondantes de la grossesse, la tête était trouvée mobile au-dessus de l'aire du détroit supérieur ou bien dans une région de la cavité utérine, l'excavation étant vide. Recherchant alors la cause de ces différents états, j'ai bientôt reconnu l'influence de la paroi abdominale qui peut s'expliquer ainsi :

Le sac utérin devient extrêmement mobile au fur et à mesure qu'il s'élève dans la grande cavité abominable; ses points d'attache, les liens qui lui permettent de grands déplacements dans l'excavation, perdent pour ainsi dire toute action sur lui à ce moment, excepté les ligaments ronds qui, pour quelques auteurs, joueraient encore un certain rôle. Il flotte pour ainsi dire dans la cavité abdominale; le segment inférieur, qu'on pourrait appeler *diaphragme utérin*, se trouve à la partie supérieure de l'excavation, et bien que le fond soit ordinairement incliné à droite, sa situation n'a rien de fixe.

Mais les contractions fréquentes des muscles de la paroi abdominale, la tonicité, l'élasticité permanente de ces mêmes muscles, font que l'utérus ne peut guère s'éloigner de la ligne médiane, pressé qu'il est de toutes parts, mais surtout latéralement. Le grand axe doit donc toujours être longitudinal. Au fur et à mesure que l'utérus et son contenu se développent, la pression qu'ils supportent devient de plus en plus intense, de sorte qu'à un moment donné l'action indirecte du diaphragme se faisant sentir, la cavité abdominale devenant trop petite, l'utérus se trouve forcé de descendre dans l'excavation pelvienne jusque-là restée vide. Mais il ne descend qu'avec une partie fœtale, et il faut que cette dernière soit l'extrémité céphalique fléchie. Pour que les autres régions fœtales puissent descendre, des contractions énergiques, fréquentes sont nécessaires et ne se rencontrent qu'au moment du travail. Voilà ce qui se passe chez les primipares.

Chez les multipares il n'en est pas ainsi. La paroi abdominale a été distendue, sa cavité est bien plus grande en raison surtout de l'écartement de la ligne blanche et par cela même de la distance qui sépare le bord interne des muscles grands droits ; alors l'utérus n'est plus soutenu, son grand axe devient oblique, on le trouve en écharpe, en diagonale, ou bien le fond retombe en avant, le ventre est en besace, l'utérus en antéversion. L'axe fœtal, tout en concordant avec l'axe utérin, n'est plus parallèle à l'axe pelvien. Le diaphragme utérin reste au niveau du plan du détroit supérieur, le col devient moins accessible, la partie fœtale n'est pas sollicitée à s'engager, et la contraction utérine ne suffit pas toujours à ramener le grand axe de l'organe sur la ligne médiane.

C'est dans ces conditions que pendant l'intervalle des contractions de la paroi utérine et de la paroi abdominale l'enfant peut évoluer, changer de présentation, surtout lorsqu'il est petit. On conçoit alors qu'au moment du travail, telle ou telle région soit surprise et immobilisée au niveau du détroit supérieur.

Je dois ajouter qu'entre le non-engagement de la partie fœtale et l'engagement complet il y a des intermédiaires qui varient à l'infini et qui sont sous la dépendance de l'élasticité, de la laxité plus ou moins grande de la paroi abdominale. Cette dernière agit non-seulement de façon à placer le grand axe de l'utérus et par conséquent celui du fœtus sur la ligne médiane, mais encore, en faisant plonger la tête du fœtus dans l'excavation, elle assure la stabilité de la présentation. Il y a alors non-seulement coïncidence, parallélisme des trois axes :

axe utérin, axe fœtal, axe pelvien ; mais encore conjonction, pénétration, d'où résulte seulement une présentation fixe. Cette condition ne pouvant être remplie dans les cas de *placenta prævia*, de tumeur fibreuse siégeant au niveau du segment inférieur de l'utérus et dans le cas de rétrécissement du bassin, il en résulte que dans ce cas les changements de présentation sont fréquents pendant toute la durée de la grossesse et qu'au moment du travail les présentations du siége et du tronc sont relativement fréquentes.

Les résultats obtenus par tous les accoucheurs qui se sont occupés des mutations du fœtus pendant la grossesse viennent confirmer puissamment mes assertions.

Ainsi Hecker, Küneke, Valenta, Schultze, Schrœder, Fasbender, Heyerdahl, Gassner et Sutugin, qui ont publié des mémoires extrêmement intéressants sur les modifications ou mutations de présentations et de positions pendant la grossesse, reconnaissent tous que les changements de présentation sont plus fréquents chez les multipares que chez les primipares et que chez ces dernières la stabilité de la présentation et de la position s'observe dans la trentième semaine, alors qu'on ne l'observe que beaucoup plus tard chez les multipares. Fasbender, dans la septième conclusion de son mémoire, reconnaît que les changements en général sont plus fréquents chez les multipares âgées.

Schultze a observé vingt-neuf primipares, et trente-neuf multipares. Chez les multipares on n'observe vers la fin qu'une diminution à peine appréciable des deux sortes de changements (présentation et position).

En moyenne, dans les huit dernières semaines, les primipares offrent quatre modifications, les multipares plus de huit et demi, c'est-à-dire plus du double.

La fréquence des modifications de présentations est à celle des modifications de position, comme sept est à quatre-vingt-treize, dans les quatre dernières semaines chez les primipares, et comme quarante-six est à cinquante-quatre, chez les multipares.

Aucun de ces auteurs ne rapporte cette stabilité à l'action de la paroi abdominale, mais au contraire à celle de la paroi utérine.

Ainsi Sutugin, dans la dix-neuvième conclusion de son mémoire paru en 1875, dit : « Le sexe, le volume de l'enfant, la taille et l'âge de la mère n'ont aucune influence sur la fréquence des modifications de présentation et de position du fœtus. Tout dépend du degré de développement des parois utérines et de leur élasticité. »

Que la paroi utérine s'amincisse à la suite de grossesses répétées, je l'admets ; qu'elle perde de sa force, je le concède ; mais ce n'est pas elle qui possède le rôle prépondérant, ainsi qu'on le verra plus loin.

Sur deux cents femmes que j'ai examinées pendant le dernier mois de la grossesse à plusieurs reprises, de deux à six fois : j'ai constaté douze fois des changements de présentation ; sur ces douze femmes onze étaient multipares, une était primipare, mais son bassin rétréci ne mesurait que 7 c. m. 1/2.

Dix-neuf fois j'ai constaté des changements de position, la tête étant modérément engagée. — Quatorze de ces femmes étaient multipares, cinq étaient primipares.

Je dois signaler un fait intéressant. D'après les conseils de M. Tarnier, chirurgien en chef de la Maternité, j'ai fait placer dix femmes à terme chez lesquelles on avait constaté des présentation du sommet en O.I.D.P., dans cette situation : assises sur leur lit, le tronc penché en avant. Elles restèrent ainsi pendant un quart d'heure ; au bout de ce temps j'ai retrouvé la même variété de position chez huit, mais chez les deux autres la variété postérieure s'était transformée en antérieure.

§ 4. *Accommodation de la tête du fœtus dans l'excavation pendant la grossesse.* — En pénétrant dans l'excavation dans les trois derniers mois de la gestation chez les primipares, dans le dernier mois ou les quinze derniers jours, chez les multipares, la tête subit une nouvelle accommodation, dont la formule est absolument mathématique.

Est-il possible de dire que c'est le sac à parois contractiles, le réservoir utérin qui est ici facteur principal ? Non, la tête semble se soustraire à son action pour ne reconnaître que celle de la seconde enveloppe osseuse : celle du petit bassin. Ce qui prouve de la façon la plus nette que l'utérus, au point de vue de l'accommodation du fœtus, ne doit pas être envisagé d'une façon intrinsèque, mais bien dans ses rapports avec les cavités qui le contiennent : cavité abdominale et cavité pelvienne.

Pour descendre dans le petit bassin la tête est obligée de se fléchir, afin de mettre en rapport avec le bassin un de ses plus petits diamètres.

Cette flexion est tangible, palpable, et elle explique pourquoi, en déprimant la paroi abdominable de haut en bas et d'avant en arrière, en rasant les branches horizontales du pubis, les doigts étant à cinq ou six centimètres à droite et à gauche de la ligne médiane, on constate qu'une région de la sphère céphalique est plus accessible d'un côté que de l'autre.

Cette région accessible est constituée par le front qui s'est relevé pendant que l'occiput s'abaissait.

Une seconde accommodation ne tarde pas à s'effectuer, la tête s'oriente et vient, sous l'influence des mêmes causes que celles qui ont déterminé la présentation, placer ses grands diamètres en rapport avec les grands diamètres du bassin. Aussi au détroit supérieur ne trouve-t-on jamais les diamètres antéro-postérieurs de la tête, qui sont les plus grands, en rapport avec le diamètre antéro-postérieur du bassin qui est le plus petit; mais bien le plus souvent en rapport avec le diamètre oblique gauche qui l'emporte sur tous les autres, y compris son congénère droit.

Toutes les statistiques viennent à l'appui de ce fait :

Je ne rappellerai ici que celle de Dubois.

Sur 1913 présentations du sommet, Dubois a trouvé :

1355 occipito-iliaques gauches antérieures.
491 occipito-iliaques droites postérieures.
55 occipito-iliaques droites antérieures.
12 occipito-iliaques gauches postérieures.

Pas une seule fois les diamètres antéro-postérieurs ne furent trouvés en rapport avec les diamètres antéro-postérieurs et transverses, mais bien toujours avec les plus grands, les obliques. Et encore parmi ces deux derniers voit-on le gauche. le plus grand, presque toujours occupé, mil huit cent quarante-six fois contre soixante-sept fois seulement le droit.

C'est ainsi et toujours en vertu de la même loi que dans les bassins plats (viciés par le rachitisme) on voit les diamètres antéro-postérieurs de la tête se mettre en rapport avec les diamètres transverses, qui sont au détroit supérieur de beaucoup les plus grands.

En *résumé*, la situation du fœtus dans la cavité utérine pendant les six premiers mois de la grossesse n'a rien de fixe; cependant le plus souvent l'extrémité céphalique occupe le fond de l'utérus.

Dans les trois derniers mois, l'extrémité céphalique gagne le plus souvent le segment inférieur de l'utérus, y séjourne et de plus pénètre dans l'excavation.

Les changements de présentation et de position tiennent à l'absence d'un ou de plusieurs des facteurs de l'accommodation.

Après avoir étudié en général l'accommodation, je crois indispensable de résumer en particulier les causes de chaque présentation.

DES CAUSES DE LA PRÉSENTATION DU SOMMET PENDANT LA GROSSESSE.

Les causes de la présentation du sommet résident dans l'organisme maternel, l'organisme fœtal et l'œuf humain lui-même.

Du côté de la mère :

Il faut que l'utérus et les cavités pelvienne et abdominale soient normalement conformés et se développent régulièrement pendant la grossesse.

Du côté du fœtus :

Il faut que le développement soit normal en tant que forme, volume et poids.

Du côté des annexes :

Il faut que le liquide amniotique ne soit pas trop abondant, que le placenta soit inséré au lieu d'élection, qu'il n'y ait ni brièveté accidentelle, ni brièveté naturelle du cordon.

Toutes ces conditions existant, l'attitude du fœtus sera normale, ses rapports avec la cavité utérine seront régis par la loi que j'ai étudiée dans le chapitre précédent, et les rapports de l'utérus avec la cavité pelvienne seront tels que, au parallélisme de deux axes : utérin et fœtal, viendra se joindre le parallélisme d'un troisième, l'axe pelvien ; enfin au niveau de leur région inférieure, ces trois axes se confondront, dès qu'il y aura engagement.

C'est la présentation *normale franche* du sommet.

Lorsque l'utérus est mal conformé, lorsque le développement de cet organe s'est arrêté dans un de ses stades embryonnaires, sa forme au lieu d'être ovalaire est bilobée, ainsi que l'a démontré M. Polaillon, ou bien il y a prédominance des diamètres transversaux sur les diamètres longitudinaux, comme il résulte des recherches de M. Herrgott. Ainsi dans ces cas, bien qu'il y ait encore accommodation du fœtus avec l'utérus, ce n'est pas le sommet que l'on trouve au niveau du segment inférieur de l'utérus. Quand il y a rétrécissement du bassin, toutes choses normales d'ailleurs, il y a bien parallélisme des axes fœtal et utérin, mais non pénétration, la présentation n'est point *solide* ; si l'utérus conserve sa forme et sa situation, la présentation restera fixe, mais la moindre cause pourra substituer au sommet une face, la flexion étant peu prononcée, ou une épaule pour peu qu'une contraction mal dirigée pousse la tête vers l'une des fosses iliaques.

Quand le fœtus présente dans son développement une irrégularité partielle, comme dans les cas d'hydrocéphalie, il y a encore accommodation ; les grands axes utérin et fœtal se correspondent, mais les parties les plus volumineuses de l'utérus et du fœtus se trouvant en rapport, le sommet est assez souvent en haut.

Quand le fœtus présente un développement général peu accusé, c'est-à-dire quand il n'y a pas parallélisme entre le développement utérin et le développement fœtal, la sollicitation à l'accommodation se fait d'autant moins sentir que le fœtus est plus petit.

Quand le fœtus est mort et macéré, avant l'arrivée de la tête dans le bassin, les organes et les tissus ayant perdu leur résistance, leur élasticité, leur tonicité vitale, s'affaissent, l'élément forme disparaît, il y a alors tassement et nullement accommodation.

Quand le liquide amniotique est en trop grande abondance, la cavité utérine étant très-vaste, l'accommodation n'a point lieu.

En résumé, les causes de la présentation du sommet sont toutes matérielles, physiques, et sous la dépendance des nombreux facteurs dont la résultante est l'*accommodation.*

Elles ne résident ni dans la pesanteur plus considérable de l'extrémité céphalique du fœtus, ni dans la circulation fœtale, ni dans la volonté instinctive.

Elles sont passives et actives.

Causes passives {
- Forme de l'utérus et du fœtus.
- Surfaces glissantes (amniotique et fœtale), présence du liquide amniotique.
- Parallélisme entre le développement du fœtus et celui de l'utérus.
- Conformation de l'excavation pelvienne.

Causes actives. { Mouvements actifs du fœtus. Tonicité et contraction du muscle utérin pendant la grossesse. Tonicité et contraction des muscles de la paroi abdominale.

Quand l'une ou plusieurs de ces causes font défaut, le sommet peut-il encore se présenter au moment du travail ? oui. Mais la présentation est alors *tardive* ou *fortuite*.

DES CAUSES DE LA PRÉSENTATION DE LA FACE.

Avec Baudelocque, Chailly, Matthews Duncan, Mattei, *pendant la grossesse* je n'admets pas la présentation de la face, et cela pour des raisons d'ordre anatomique, physiologique et clinique.

La conformation anatomique du fœtus, le mode articulaire du tronc avec la tête s'opposent à l'extension comme manière d'être.

Le fœtus vivant, en admettant qu'une cause fortuite ait produit la déflexion, ne tarderait pas à réagir contre cette attitude anti-physiologique.

Enfin, je n'ai jamais rencontré pendant mes examens qui ont porté sur des milliers de femmes enceintes la face se présentant d'aplomb au niveau de l'aire du détroit supérieur.

Baudelocque supposait qu'une substitution de présentation devait toujours s'être produite pour qu'un enfant vienne au monde par la face.

Ce n'est que depuis Mme Lachapelle qu'on admet la variété dite *primitive* des présentations de la face, c'est-à-dire celle dans laquelle la face se présente d'aplomb au niveau du détroit supérieur, avant tout début de travail,

Cette manière de voir repose sur deux observations publiées par Mme Lachapelle dans ses Mémoires en 1821, dans lesquelles il est dit qu'à l'autopsie de deux femmes mortes avant l'accouchement le fœtus aurait été trouvé ayant la tête défléchie.

Plus tard Dubois et Désormeaux, dans l'article *accouchement* du *dictionnaire en 30 volumes*, rapportent que dans 85 cas où l'enfant se présentait par la face, ils ont pu établir le diagnostic 49 fois avant la rupture des membranes. Cette raison leur paraît suffisante pour ranger ces 49 cas parmi les présentations primitives, parce que, disent-ils, l'enfant n'avait pas encore pu éprouver l'action de la contraction utérine.

Voilà tous les faits sur lesquels s'appuient les auteurs qui admettent la variété primitive.

Aussi, malgré l'autorité de ces noms, malgré le respect qu'inspire toujours le nom de Dubois, je me permettrai de discuter la valeur de ces observations, ainsi que l'a fait dans sa remarquable thèse le docteur Adolphe Carpentier (1).

Les deux observations de madame Lachapelle, restées isolées dans la science, ne peuvent entraîner la conviction et suffire à elles seules pour asseoir définitivement un jugement. Au moment où les fœtus meurent dans la cavité utérine, ils sont agités de mouvements convulsifs, pendant lesquels la déflexion des membres et du tronc se produit; or les enfants ont pu succomber dans cette situation. Ensuite je ne puis admettre avec Dubois et Désormeaux qu'avant la rupture des membranes, le fœtus ne subisse pas l'effet de la contraction utérine, surtout lorsque cette dernière est fréquente et éner-

1. Adolphe Carpentier. *Contribution à l'étude des présentations de la face*. Thèse de Paris. 1876.

gique, et tels étaient les cas observés par ces deux auteurs, puisque la dilatation leur avait permis de faire le diagnostic. La pression, je le veux bien, n'était qu'indirecte, mais elle n'en existait pas moins.

Pour ces raisons, je ne puis me ranger à l'opinion des auteurs qui pensent que le fœtus, avant le début du travail, se présente au niveau du détroit supérieur, la tête défléchie.

Avec Baudelocque, Chailly, Matthews Duncan, je crois que la présentation de la face est une *présentation secondaire,* et qui ne se produit que pendant le travail.

Dans un travail dont le but est de montrer le mécanisme suivant lequel se produit la transformation de la présentation du sommet en présentation de la face, Matthews Duncan (1) dit :

« Il m'a toujours semblé hors de doute que l'immense majorité des cas de présentation de la face étaient le résultat d'une modification dans le mécanisme habituel de la première partie de la descente de la tête à travers le pelvis ; ou que la présentation de la face était le résultat d'un déplacement du vertex qui se porte du côté du dos de l'enfant, l'extension de la tête ayant alors lieu au niveau, ou à peu près, du détroit supérieur et étant la conséquence de l'application des forces productives de l'accouchement. »

On voit par ces lignes que je suis en communion d'idées avec l'éminent accoucheur anglais. Ce que je veux surtout bien faire ressortir, c'est le lieu au niveau duquel se passe la transformation de présentation.

Or de l'aveu de tous, c'est au niveau du détroit supé–

1. Matthews Duncan. *Sur le mécanisme de l'accouchement* traduit par le docteur Budin. Paris 1876.

rieur (1), là seulement où l'étendue du canal pelvien permet la bascule de la tige occipito-mentonnière.

Donc c'est qu'au moment du travail le fœtus est surpris avant toute accommodation pelvienne, c'est-à-dire que toutes les causes actives ou passives qui feront stationner l'extrémité céphalique au niveau de l'ouverture supérieure de l'excavation prédisposeront à la présentation de la face.

Or, cette situation de la tête fœtale est plus qu'une cause prédisposante, elle est la condition *sine qua non* de la présentation de la face.

Ce point établi, on peut alors, ainsi que l'ont fait les auteurs et en particulier Hecker et Duncan, rechercher si les causes occasionnelles résident dans la forme et la situation de l'utérus, dans le volume du fœtus ou la forme de sa tête.

Hecker (2) semble admettre que la dolichocéphalie joue un rôle important sinon principal dans la production de la présentation de la face.

Duncan (3), en montrant ce que l'opinion de Hecker avait d'exagéré, pense que « la dolichocéphalie à elle seule n'explique rien ; car même lorsque la tête est dolichocéphale, le bras de levier postérieur du crâne, qui relativement est long, est encore plus court que le bras de levier antérieur. » Pour lui c'est l'obliquité utérine latérale qui est surtout la cause occasionnelle des présentations de la face.

A propos du volume de l'enfant, presque tous les auteurs répètent que la petitesse du fœtus prédispose aux présenta-

1. Je laisse de côté ces faits extraordinaires et si rares dans lesquels on voit la présentation du sommet se transformer en présentation de la face ou cette dernière se transformer en présentation du sommet *dans l'excavation.*

2. Hecker. *Ueber die Schædelform bei Gesichtslagen.* Berlin, 1869.

3. Duncan, *loc. cit.*

tions de la face. Je ne puis reconnaître ce fait pour vrai. Il suffit de consulter la statistique, page 35, pour se convaincre de la fausseté de cette assertion. On y voit, en effet, que sur les 330 cas de présentation de la face qui y sont rapportés, 222 enfants pèsent 3000 grammes et au-dessus ; que parmi ces 222 il y en a 24 dont le poids dépasse 4000 grammes et quelquefois de beaucoup ; que parmi les 108 restants, il y en a 72 pesant de 2500 à 3000. Il s'en faut donc de beaucoup que les enfants qui naissent par la face soient petits, c'est évidemment le contraire qu'il faut dire. Quant à l'influence de la multiparité, bien que manifeste, elle est cependant peu accusée, puisque sur 330 présentations de la face, on trouve 139 primipares et 191 multipares.

TABLEAU STATISTIQUE DE 330 PRÉSENTATIONS DE LA FACE SUR 81,711 ACCOUCHEMENTS D'APRÈS LES BULLETINS CLINIQUES DE LA MATERNITÉ.

Nos	Poids de l'enfant	Age de la grossesse	Nombre des grossesses antérieures	Age de la femme	Nos	Poids de l'enfant	Age de la grossesse	Nombre des grossesses antérieures	Age de la femme
	grammes	mois		ans		grammes	mois		ans
1	3,000	9	2	36	42	3,000	8	0	29
2	4,250	9	1	23	43	3,500	9	1	26
3	3,500	9	0	22	44	2,375	9	0	19
4	3,375	9	1	40	45	3,500	9	2	28
5	3,500	9	0	28	46	4,000	9	1	26
6	2,500	7 1/2	2	32	47	2,575	9	0	25
7	3,500	9	5	30	48	2,500	9	2	27
8	3,250	9	1	24	49	2,000	9	0	24
9	3,000	9	0	37	50	3,000	9	0	23
10	3,000	9	2	27	51	3,200	9	1	24
11	3,000	9	7	29	52	3,000	9	1	25
12	2,225	9	0	24	53	3,375	9	1	33
13	3,250	9	1	27	54	3,450	9	4	38
14	4,000	9	1	21	55	3,750	9	5	42
15	3,500	9	1	24	56	3,000	9	3	34
16	3,500	9	1	36	57	3,800	9	0	31
17	3,000	9	0	22	58	3,200	9	1	28
18	3,000	9	0	19	59	4,350	9	1	35
19	4,250	9	0	20	60	3,800	9	1	30
20	3,000	9	1	27	61	3,350	9	6	27
21	2,700	9	0	27	62	3,400	9	7	35
22	3,250	9	6	32	63	3,350	9	1	30
23	3,000	9	1	29	64	2,750	9	3	26
24	2,625	9	1	23	65	2,750	9	0	26
25	3,375	9	1	22	66	2,950	9	0	20
26	4,000	9	3	35	67	2,450	9	0	27
27	3,000	9	4	24	68	2,250	7	1	24
28	3,400	9	0	23	69	2,650	9	2	26
29	3,000	9	2	26	70	3,500	9	3	27
30	3,375	9	2	37	71	3,050	9	1	23
31	3,000	9	0	25	72	2,500	9	0	24
32	3,000	9	3	22	73	3,400	9	0	25
33	2,625	9	0	23	74	3,100	9	0	20
34	3,500	9	4	24	75	3,250	9	0	26
35	3,500	9	0	22	76	3,250	9	0	21
36	3,250	9	1	25	77	3,300	9	0	29
37	4,000	9	3	29	78	3,400	?	1	22
38	3,125	9	0	22	79	4,150	9	7	34
39	3,125	9	1	25	80	2,720	9	0	31
40	3,625	9	1	29	81	3,200	9	0	30
41	3,000	9	1	37	82	2,320	9	1	22

Nos	Poids de l'enfant	Age de la grossesse	Nombre des grossesses antérieures	Age de la femme	Nos	Poids de l'enfant	Age de la grossesse	Nombre des grossesses antérieures	Age de la femme
	grammes	mois		ans		grammes	mois		ans
83	2,700	9	1	23	131	3,450	9	1	30
84	2,700	9	0	22	132	4,100	9	1	31
85	3,000	9	0	23	133	3,000	9	9	38
86	3,000	9	3	27	134	2,650	9	4	28
87	2,500	9	2	38	135	3,800	9	2	38
88	3,500	9	0	19	136	2,650	9	8	39
89	3,100	9	2	33	137	3,500	9	1	27
90	2,500	9	0	34	138	2,700	9	1	37
91	2,000	9	0	22	139	3,625	9	1	29
92	1,400	6	0	21	140	3,500	9	1	25
93	3,950	9	2	26	141	3,125	9	1	29
94	3,000	9	0	19	142	?	9	0	23
95	3,500	9	1	27	143	3,000	9	0	22
96	3,500	9	1	35	144	3,250	9	1	28
97	3,750	9	1	20	145	3,125	9	0	19
98	3,300	9	1	20	146	3,375	9	0	21
99	3,450	9	4	37	147	3,125	9	1	33
100	4,000	9	4	30	148	3,375	9	7	35
101	3,000	9	2	32	149	3,125	9	1	24
102	3,900	9	1	21	150	3,125	9	6	45
103	4,000	9	1	26	151	3,200	9	0	22
104	3,000	9	5	30	152	3,750	9	1	32
105	3,000	9	3	31	153	3,180	9	2	28
106	3,500	9	1	26	154	3,900	9	0	19
107	3,000	9	0	22	155	2,900	9	1	25
108	3,200	9	0	20	156	3,520	9	2	24
109	4,200	9	5	32	157	2,200	9	1	39
110	3,550	9	3	37	158	3,000	9	0	25
111	2,550	8 1/2	0	21	159	3,200	9	0	21
112	2,840	9	0	18	160	3,200	9	6	40
113	2,750	8 1/2	1	25	161	3,000	9	4	26
114	3,540	9	1	37	162	2,500	9	0	27
115	3,410	9	0	18	163	3,000	9	2	37
116	3,300	9	0	19	164	3,700	9	3	25
117	3,900	9	0	20	165	3,200	9	0	26
118	?	8	0	36	166	3,200	9	5	30
119	3,550	9	1	26	167	3,700	9	0	22
120	2,900	9	0	22	168	4,000	9	4	27
121	2,400	9	0	22	169	2,700	9	5	31
122	2,870	9	6	28	170	2,650	9	0	18
123	2,750	8 1/2	3	35	171	2,880	8 1/2	0	23
124	2,500	8	0	27	172	3,350	9	4	34
125	1,500	8	1	22	173	3,050	9	1	23
126	3,200	9	5	28	174	2,860	8	4	25
127	2,550	8	1	37	175	3,100	9	2	24
128	3,000	9	1	30	176	2,700	8	6	35
129	2,750	9	2	28	177	2,500	9	5	29
130	3,200	9	1	23	178	2,625	9	3	36

Nos	Poids de l'enfant	Age de la grossesse	Nombre des grossesses antérieures	Age de la femme	Nos	Poids de l'enfant	Age de la grossesse	Nombre des grossesses antérieures	Age de la femme
	grammes	mois		ans		grammes	mois		ans
179	3,500	9	0	36	227	2,750	9	0	27
180	3,875	9	2	32	228	3,150	9	1	35
181	4,000	9	0	23	229	3,900	9	1	26
182	2,150	9	0	21	230	2,500	9	1	25
183	3,500	9	0	26	231	1,700	6	1	29
184	?	9	0	23	232	2,500	9	0	19
185	3,251	9	0	19	233	3,750	8	0	22
186	3,550	9	0	29	234	2,600	9	0	22
187	2,880	9	0	25	235	3,250	9	0	19
188	3,900	9	0	22	236	2,150	9	2	32
189	3,395	9	2	33	237	2,450	9	0	21
190	3,530	9	1	23	238	3,400	9	1	32
191	2,720	8 1/2	0	20	239	2,850	9	2	29
192	2,600	9	0	19	240	3,700	9	2	28
193	3,000	9	2	33	241	3,375	9	1	32
194	3,000	9	0	16	242	3,090	9	0	20
195	2,500	9	0	?	243	2,875	9	0	22
196	2,850	9	7	32	244	4,000	9	0	26
197	4,000	9	0	24	245	2,125	9	3	41
198	3,400	9	0	20	246	2,625	9	1	26
199	3,000	9	1	24	247	4,000	9	2	29
200	2,500	9	0	26	248	3,000	8	0	19
201	3,000	9	1	22	249	3,125	9	0	24
202	2,000	8	5	29	250	3,125	9	0	23
203	3,200	9	1	31	251	3,125	9	0	21
204	2,400	8	0	18	252	1,625	9	1	25
205	3,300	9	2	37	253	2,250	7 1/2	1	21
206	3,000	9	3	26	254	2,625	6 1/2	1	23
207	2,350	8	0	27	255	2,875	9	0	21
208	3,200	9	0	24	256	2,250	7 1/2	0	20
209	2,600	7	0	19	257	3,850	9	2	35
210	2,500	9	0	21	258	3,779	9	0	22
211	3,500	9	10	37	259	3,000	9	0	22
212	2,300	8	0	24	260	3,500	9	6	37
213	2,250	9	0	21	261	2,790	9	0	21
214	3,600	9	1	28	262	2,620	9	1	26
215	3,400	9	1	22	263	2,500	9	2	22
216	3,625	9	1	26	264	4,000	9	5	33
217	4,100	9	9	34	265	3,500	9	0	20
218	3, 00	9	0	24	266	2,375	9	2	22
219	3,000	9	0	36	267	3,000	9	2	28
220	3,500	9	1	35	268	3,375	9	3	43
221	3,100	9	0	24	269	3,250	9	0	23
222	2,800	9	1	27	270	4,000	9	1	27
223	3,250	9	1	35	271	3,625	9	1	37
224	2,400	9	0	19	272	3,250	9	1	30
225	3,000	9	0	22	273	2,625	9	0	18
226	2,650	9	1	22	274	2,625	9	1	29

Nos	Poids de l'enfant	Age de la grossesse	Nombre des grossesses antérieures	Age de la femme	Nos	Poids de l'enfant	Age de la grossesse	Nombre des grossesses antérieures	Age de la femme
	grammes	mois		ans		grammes	mois		ans
275	3,500	9	0	23	303	2,000	$7\frac{1}{2}$	1	31
276	2,875	9	0	18	304	3,200	9	8	37
277	3,250	9	0	23	305	3,625	9	0	27
278	3,750	9	0	26	306	3,000	9	0	20
279	3,375	9	0	17	307	3,875	9	1	28
280	3,500	9	0	31	308	3,250	9	1	24
281	2,500	$8\frac{1}{2}$	1	23	309	1,750	9	1	37
282	2,400	8	2	26	310	3,250	9	1	29
283	3,125	9	0	20	311	3,500	9	1	26
284	3,000	9	0	34	312	3,500	9	2	32
285	2,500	9	0	26	313	3,625	9	0	22
286	2,500	8	0	23	314	4,000	9	0	35
287	3,500	9	2	35	315	2,000	7	1	26
288	3,500	9	3	30	316	2,625	8	5	42
289	3,250	9	0	23	317	3,500	9	1	36
290	3,000	9	0	18	318	3,625	9	0	23
291	2,500	9	1	30	319	3,500	9	0	17
292	3,250	9	0	22	320	3,500	9	2	25
293	3,500	9	1	33	321	3,000	9	0	23
294	3,000	9	0	29	322	3,500	9	1	30
295	2,000	9	3	28	323	2,750	9	1	24
296	3,500	9	2	25	324	2,000	5	2	28
297	3,500	9	0	20	325	2,750	9	0	25
298	4,000	9	2	35	326	2,500	9	0	23
299	3,000	9	0	24	327	3,500	9	4	28
300	2,250	9	0	24	328	4,000	9	0	18
301	1,250	9	0	23	329	3,000	9	1	21
302	3,500	9	0	20	330	2,500	8	2	24

TABLEAU RÉCAPITULATIF

Sur 330 on trouve

139 primipares. | 191 multipares.

Au point de vue du poids on trouve que

24 enfants pèsent 4,000 et au-dessus

71 — de 3,500 à 4,000

127 — 3,000 à 3,500

72 — 2,500 à 3,000

33 — au-dessous de 2,500

3 — poids inconnu

Les grossesses gémellaires, la macération du fœtus, les rétrécissements du bassin semblent aussi entrer en ligne de compte, mais à un faible degré, dans les présentations de la face, puisque ma statistique montre que sur 330 présentations de la face on trouve :

6 cas de grossesses gemellaires,
5 — fœtus macérés,
3 — bassins viciés, (1)
2 — anencéphales.

En résumé, la présentation de la face est une présentation du travail, et non de la grossesse.

La cause prédisposante principale est une absence d'accommodation pelvienne.

Donc, toutes les causes qui ne sollicitent pas l'accommodation pelvienne pendant la grossesse, ou qui l'empêchent, favorisent la production des présentations de la face.

Des contractions utérines mal dirigées, comme l'obliquité utérine, la déterminent.

DES CAUSES DE LA PRÉSENTATION DE L'EXTRÉMITÉ PELVIENNE.

Avant de parler des causes de la présentation de l'extrémité pelvienne, je crois nécessaire d'entrer dans quelques détails d'ordre purement classique.

1. Il est bien entendu que nous n'entendons parler ici que des présentations de la face véritables et nullement des présentations du front admises en particulier par les auteurs allemands et qui se rencontreraient surtout dans les bassins viciés.

Je pense qu'il faut diviser les présentations du siége en deux grandes variétés, les unes que j'appelle *franches*, les autres *accidentelles* ou *fortuites*.

En effet, quand on examine des femmes enceintes dans les derniers mois de la grossesse et qu'on a reconnu que la tête occupe le fond de l'utérus alors que le siége est en bas, on trouve dans certains cas un fœtus pour ainsi dire *fixé* dans cette situation; il ne peut exécuter que des mouvements très-limités; lorsqu'on veut le faire évoluer, le mobiliser, cela est impossible et des examens répétés le font toujours reconnaître dans la même situation et la même attitude.

C'est là, la *présentation du siége franche*. Elle est le résultat d'une véritable accommodation, mais qui s'est produite en sens inverse pour les extrémités fœtales. La cause ou plutôt les causes de cette accommodation anormale résident, soit dans le volume exagéré de la tête fœtale (hydrocéphalie), soit dans le peu de développement de tous les éléments qui constituent l'extrémité pelvienne, alors que la tête offre un développement considérable sans cependant être pathologique, ainsi que j'ai pu le constater dans plusieurs circonstances en prenant avec soin les mensurations des diverses parties fœtales, peut-être aussi dans une malformation utérine produisant un développement plus marqué du segment inférieur que du segment supérieur de l'utérus.

Enfin, comme cette variété s'observe surtout chez les primipares, je suis tout disposé à admettre qu'à un moment de la grossesse, le fœtus, qui jusque-là avait évolué librement sur tous ses axes, se trouve surpris la tête en haut, alors que son volume s'étant accru, l'étendue de son grand diamètre longitudinal l'emporte sur les dimensions transverses et antéro-postérieures de l'utérus, surtout quand la tonicité de la paroi utérine et des parois abdominales, qui doublent les premières, s'opposent à toute élongation de diamètre.

Je le répète, cette variété est rare et se rencontre surtout chez des primipares. Dans d'autres cas, lors des examens qu'on pratique pendant les dernières périodes de la grossesse, on trouve le siége tantôt en bas, tantôt en haut. Il évolue pour ainsi dire à chaque instant; on le mobilise de même avec la plus grande facilité. En un mot il n'y a aucune accommodation, ni utérine ni pelvienne. Il n'y a par conséquent aucune présentation.

Lorsque le travail débute, la contraction utérine, rétrécissant les diamètres transverses, sollicite la présentation longitudinale, l'immobilise, et alors se trouve au niveau du détroit supérieur la tête ou le siége.

C'est là la variété que j'appelle la *présentation du siége accidentelle* ou *fortuite*.

En effet, quelques instants avant le début du travail, la tête pouvait se trouver en bas, et quelquefois même quand les membranes ne sont pas rompues, bien que le travail soit commencé, on peut encore faire évoluer le fœtus et ramener la tête en bas ainsi que le témoignent quelques observations.

Cette variété est de beaucoup la plus fréquente.

On conçoit que l'importance qu'il y a à distinguer ces deux variétés n'est pas seulement d'ordre spéculatif, mais bien d'ordre clinique et pratique, car tandis que l'une peut et doit disparaître, l'autre est définitive.

Les causes de la variété accidentelle résident dans l'absence d'un ou de plusieurs des facteurs de l'accommodation. La peti-

1. Je n'ai pu comme pour la face et l'épaule donner ma statistique entière pour les présentations du siége, en raison du nombre de ces présentations. Je n'en donne que les principaux résultats.

tesse du fœtus, la grande quantité de liquide amniotique, font disparaître toute sollicitation à l'accommodation. La laxité de la paroi utérine et celle de la paroi abdominale agissent dans le même sens, ainsi que la grossesse gémellaire, la macération du fœtus, enfin, je le répète, toutes les causes de non-accommodation.

Les résultats ci-dessous d'une statistique qui porte sur 100,000 accouchements, et dans laquelle j'ai noté avec soin pour chaque présentation, l'âge de la grossesse, le poids du fœtus, l'état de primiparité et de multiparité, ainsi que l'âge de la femme, montrent la part qu'on doit attribuer à chaque facteur.

Résultats fournis par la statistique.

Ma statistique a porté sur 100,000 accouchements. La proportion des primipares aux multipares sur ces 100,000 femmes est comme 48 à 52, proportion presque égale.

Sur 100,000 accouchements, j'ai trouvé 3301 présentations du siége, soit 1/30 se divisant ainsi :

1347 chez les primipares.
1954 chez les multipares.

Sur les 3301, 1593 femmes seulement étaient à terme. 1152 ont accouché avant le huitième mois.

Sur les 1347 primipares { 639 étaient à terme.
708 n'étaient pas à terme.

D'où chez les primipares à terme la proportion de $\frac{1}{154}$

Sur les 1954 multipares { 954 étaient à terme.
1000 n'étaient pas à terme.

D'où chez les multipares la proportion de $\frac{1}{104}$.

Proportion des présentations de l'extrémité pelvienne chez les femmes à terme : primipares et multipares réunies : $\frac{1}{62}$.

Sur ce nombre de 3301, si nous retranchons :

1° Les grossesses gémellaires ;

2° Les fœtus macérés ;

3° Les rétrécissements du bassin ;

4° Les hydrocéphales ;

5° Les tumeurs fibreuses ;

6° Les insertions vicieuses du placenta ;

7° Les accouchements prématurés.

Il reste 1449 cas d'où la proportion de $\frac{1}{70}$.

En résumé, les causes des présentations de l'extrémité pelvienne sont de deux ordres :

1° Les unes ne sont que les facteurs ordinaires de l'accommodation normale, mais tantôt le contenu du corps à accommoder, c'est-à-dire le fœtus, offre un développement inégal et inverse dans ses deux extrémités (hydrocéphalie, grossesse gémellaire), tantôt le contenant, la cavité utérine, offre cette inégalité de développement dans ses deux segments supérieur et inférieur, celui-ci étant plus développé que le premier; ou bien enfin le fœtus a été surpris et fixé la tête en haut pendant sa période de libre évolution, dans la première moitié de la grossesse, et l'étroitesse propre de la cavité utérine, dont la paroi est soutenue et doublée par une peau abdominale solide et tendre, ne lui permet plus de mutations.

Ces causes produisent la variété de *présentation du siége*

franche, rare et se rencontrant surtout chez des primipares.

2° Les autres ne sont que des causes qui empêchent ou rendent inutile toute accommodation pendant la grossesse : petitesse du fœtus, défaut de parallélisme entre le volume du fœtus et celui de la cavité utérine (hydropisie de l'amnios), macération du fœtus, etc.

Dès le début du travail, l'élément *forme* reparaissant dans la cavité utérine par suite de la contraction énergique du muscle utérin, et surtout par suite de la rupture de la poche amniotique, produit une accommodation tardive qui force l'extrémité de l'ovoïde fœtal en rapport avec le détroit supérieur à rester dans cette situation.

Telles sont les causes de la *présentation du siége accidentelle* ou *fortuite* fréquente, mais se rencontrant surtout chez les multipares.

DES CAUSES DE LA PRÉSENTATION DU TRONC.

Les causes de la présentation de l'épaule sont, comme celles des présentations du siége, de deux ordres : de là également deux variétés de présentation. En effet, dans quelques cas, le fœtus se présente par le tronc, d'une manière constante pendant les derniers mois de la gestation. Il est impossible de constater, quel que soit le nombre des examens, aucune mutation de présentation ou de position. La situation est fixe, et persiste au moment du travail.

Il y a là une accommodation particulière et incomplète, l'axe utérin et l'axe fœtal sont parallèles, coïncident bien, mais ils sont perpendiculaires à l'axe pelvien. La cause de cette accommodation pathologique est elle-même pathologique, elle réside dans une malformation utérine telle, que le grand diamètre de cet organe, au lieu d'être longitudinal, est transversal ou oblique, et pendant la gestation l'utérus se développe en conservant cette forme.

Ce sont ces cas qui ont été étudiés par Wigand et le professeur Herrgott, et tout récemment par M. Polaillon (1). Ce dernier a montré qu'avec cette forme anormale il n'était pas rare de rencontrer, faisant saillie dans la cavité utérine, un éperon, sorte de cloison incomplète divisant le fond de l'utérus en deux parties souvent inégales, et donnant à l'organe entier une forme bilobée.

Un arrêt de développement frappant l'utérus pendant une de ses périodes embryonnaires, rend parfaitement compte de cette malformation et de la présence de cet éperon ou cloison incomplète.

Cette cause produit la variété de *présentation de l'épaule franche*. Elle est rare et explique les présentations de l'épaule qui ont été successivement observées chez les mêmes femmes.

Le plus souvent, la présentation de l'épaule reconnaît pour cause l'absence complète ou incomplète des facteurs de l'accommodation.

La petitesse du fœtus rend pendant la grossesse l'accommodation inutile ; lors du travail, une accommodation brusque se produisant, l'enfant peut être saisi par l'utérus en travers; l'hydropisie de l'amnios peut donner lieu aux mêmes circonstances ; la macération du fœtus également.

Tout obstacle à la descente de l'extrémité céphalique dans

1. Polaillon. *De l'utérus incomplètement cloisonné comme cause de la présentation du tronc*. In *Bulletin de la Société de chirurgie* ; mars 1877. *Annales de Gynécologie*, août 1877. *Bulletin de la Société de médecine de Paris*, novembre 1877.

le bassin, pendant la grossesse, prédispose aux présentations de l'épaule : rétrécissement du bassin, insertion vicieuse du placenta, etc. Dans ces cas, la tête, retenue au-dessus de l'aire du détroit supérieur, est en même temps au niveau des fosses iliaques, et, bien qu'il y ait parallélisme des trois axes : fœtal, utérin et pelvien, comme il n'y a pas pénétration, une cause fortuite peut venir rompre cette harmonie fragile et faire glisser la tête fœtale vers l'une des fosses iliaques.

La grossesse multiple prédispose pour les mêmes raisons aux présentations du tronc, surtout pour le ou les derniers fœtus, car un premier étant expulsé, l'utérus n'étant pas encore revenu sur lui-même, le deuxième peut évoluer librement dans une cavité distendue et se présenter, lors de la première contraction, soit par le siége, soit par le tronc, soit par l'extrémité céphalique.

Mais une des causes les plus puissantes est certainement la multiparité, car à elle seule elle fait disparaître les principaux facteurs de l'accommodation.

Les grossesses répétées rendent la paroi utérine et plus mince et plus souple. Il semble que chaque gestation fasse disparaître une certaine somme d'élasticité, de tonicité de ce muscle, et par cela même, plus les grossesses sont nombreuses, moins l'utérus montre de tendance à conserver sa forme normale et primitive.

Cette diminution ou disparition de certaines propriétés physiques, par le fait de gestations successives, s'observe également au niveau de la paroi abdominale. Celle-ci, comme la paroi utérine, subit une élongation à chaque grossesse, dont les stigmates externes (vergetures) sont la preuve ; mais le résultat est tout autre pour elle que pour la paroi utérine. Cette dernière, pendant la période d'involution et de rénovation, puise de nouvelles forces, de nouvelles propriétés dans la présence d'éléments jeunes, tandis que la première, n'étant pas le siége de métamorphoses aussi profondes, conserve les mêmes éléments de plus en plus fatigués et aussi les traces indélébiles de chaque parturition. L'une se rajeunit, l'autre se flétrit sans cesse.

Aussi la laxité de la paroi abdominale devient-elle de plus en plus considérable; les muscles grands droits s'écartent de plus en plus, et la ligne blanche s'élargit en s'amincissant ; de même que le fœtus peut évoluer plus librement dans l'utérus d'une multipare, l'utérus lui-même évolue, c'est-à-dire se déplace plus facilement dans les mêmes conditions, la cavité abdominale étant trop vaste. Ainsi, utérus perdant de plus en plus la propriété de conserver sa forme normale et offrant progressivement une paroi plus dépressible, cavité abdominale trop vaste peuvent et doivent se traduire ainsi : pas de sollicitation à l'accommodation du fœtus dans l'utérus, aucune sollicitation à l'acommodation pelvienne puisque l'utérus gravide trouve largement sa place dans la grande cavité abdominale. La preuve de ce fait important se trouve dans les tableaux statistiques qui suivent :

TABLEAU RÉCAPITULATIF (1)

Sur 100,000 accouchements : 806 présentations de l'épaule, dont

150 PRIMIPARES

Age de la grossesse	Poids des enfants	Nombres d'accouchements	Totaux
à 9 mois	5 k.	1	72
	4 k.	1	
	3 k. à 4	42	
	2 k. à 3	26	
	1 k. à 2	2	
à 8 mois et 8 $^1/_2$	3 k.	1	29
	2 k. à 3	27	
	1 k.	1	
à 7 mois et 7 $^1/_2$	2 k. à 3	9	19
	1 k. à 2	10	
à 6 mois	2 k. à 3	2	15
	1 k. à 2	11	
	au-dessous de 1 k.	2	
à 5 mois	750 gr.	1	2
	500 gr.	1	
à 4 mois	700 gr.	1	1
Age de la grossesse indéterminé		12	12
			150

656 MULTIPARES

Age de la grossesse	Poids des enfants	Nombres d'accouchements	Totaux
à 9 mois	4 k. et au-dessus	22	393
	3 k. à 4	220	
	2 k. à 3	132	
	1 k. à 2	4	
	inconnu	15	
à 8 mois et 8 $^1/_2$	3 k.	6	113
	2 k. à 3	97	
	1 k. à 2	4	
	200 gr. et 550	2	
	inconnu	4	
à 7 mois et 7 $^1/_2$	2 k. à 3	39	85
	1 k. à 2	36	
	500 gr. à 1 k.	5	
	inconnu	5	
à 6 mois et 6 $^1/_2$	2 k. à 3	4	32
	1 k. à 2	22	
	au-dessous de 1 k.	6	
à 5 mois et 5 $^1/_2$	1 k. à 2	10	17
	au-dessous de 1 k.	6	
	inconnu	1	
à 4 mois	500 gr.	1	1
Age de la grossesse indéterminé		15	15
			656

(1) Cette statistique a été faite d'après les bulletins cliniques de la Maternité et de la Clinique d'accouchement.

Primipares

Nos	Poids de l'enfant	Age de la grossesse	Nombre des grossesses antérieures	Age de la femme	Nos	Poids de l'enfant	Age de la grossesse	Nombre des grossesses antérieures	Age de la femme
	grammes	mois		ans		grammes	mois		ans
1	2,050	7	0	21	47	2,000	7 1/2	0	21
2	3,100	9	0	23	48	3,000	9	0	23
3	2,380	8	0	26	49	3,375	9	0	22
4	2,600	9	0	19	50	2,500	9	0	26
5	3,000	9	0	25	51	2,625	9	0	35
6	?	8 1/2	0	22	52	2,250	9	0	22
7	1,150	6 1/2	0	23	53	2,250	9	0	33
8	2,000	8	0	35	54	625	6	0	27
9	2,000	8	0	22	55	1,000	7	0	21
10	2,250	9	0	21	56	3,000	9	0	17
11	2,920	9	0	22	57	2,125	8	0	29
12	650	6	0	24	58	3,250	9	0	22
13	3,500	9	0	23	59	3,125	9	0	24
14	1,620	7	0	21	60	3,125	9	0	25
15	2,780	9	0	26	61	3,250	9	0	22
16	2,340	8	0	32	62	1,625	6	0	29
17	1,390	6	0	25	63	3,500	9	0	30
18	2,530	9	0	38	64	750	5	0	24
19	2,700	9	0	23	65	2,435	8	0	22
20	3,606	9	0	29	66	3,000	8	0	21
21	1,950	9	0	32	67	2,650	8	0	26
22	?	?	0	29	68	2,775	9	0	26
23	2,400	8 1/2	0	31	69	1,000	6	0	22
24	1,050	7 1/2	0	21	70	3,250	9	0	20
25	1,600	7 1/2	0	24	71	1,500	6	0	22
26	?				72	2,250	7 1/2	0	20
27	3,600	9	0	20	73	2,375	9	0	25
28	?	9	0	38	74	3,000	9	0	19
29	2,900	8	0	22	75	3,125	9	0	21
30	?	?	0	22	76	3,000	9	0	20
31	2,720	9	0	31	77	2,700	9	0	19
32	2,500	9	0	26	78	2,450	9	0	25
33	2,000	7	0	22	79	2,550	9	0	40
34	2,500	8	0	36	80	2,300	8	0	25
35	1,625	7	0	25	81	2,100	7 1/2	0	31
36	2,000	7 1/2	0	27	82	2,450	9	0	22
37	3,250	9	0	23	83	1,800	8	0	26
38	?	7	0	29	84	2,700	8	0	22
39	3,000	9	0	21	85	3,300	9	0	22
40	1,125	6	0	24	86	2,450	8	0	23
41	2625&2500	9	0	27	87	2,000	8	0	25
42	3,500	9	0	42	88	1,550	6	0	39
43	3,000	9	0	26	89	1,300	?	0	23
44	1,625	6	0	19	90	2,300	8	0	27
45	3,625	9	0	20	91	2,400	8	0	21
46	3,500	9	0	30	92	2,250	8	0	27

Nos	Poids de l'enfant	Age de la grossesse	Nombre des grossesses antérieures	Age de la femme	Nos	Poids de l'enfant	Age de la grossesse	Nombre des grossesses antérieures	Age de la femme
	grammes	mois		ans		grammes	mois		ans
93	2,000	6	0	27	122	1,150	7	0	20
94	2,700	8	0	23	123	2,450	7 1/2	0	29
95	1,850	7	0	22	124	3,420	9	0	23
96	2,300	9	0	25	125	3,500	9	0	26
97	3,000	9	0	36	126	5,070	9	0	18
98	1,280	?	0	19	127	2,240	8	0	20
99	2,450	8 1/2	0	24	128	2,600	8 1/2	0	19
100	1,600	9	0	22	129	2,420	8 1/2	0	22
101	3,125	9	0	20	130	1,860	7	0	17
102	3,000	9	0	29	131	2,900	9	0	22
103	3,000	9	0	33	132	3,000	9	0	22
104	500	5	0	20	133	3,500	9	0	19
105	3,000	9	0	25	134	2,750	9	0	25
106	2,750	7	0	20	135	3,450	9	0	31
107	2,000	6	0	?	136	2,550	8	0	20
108	1,600	7	0	22	137	?	9	0	23
109	3,300	9	0	29	138	1,100	6	0	20
110	3,000	9	0	30	139	2,000	8	0	20
111	1,400	6	0	22	140	3,720	9	0	29
112	4,000	9	0	30	141	2,350			20
113	700	4	0	24	142	2,770	?	0	24
114	1,750	6	0	23	143	2,660	9	0	18
115	3,250	9	0	19	144	1,000	7	0	31
116	2,125	8	0	17	145	2,650	8	0	24
117	?	7	0	23	146	2,550	8	0	25
118	2,900	9	0	33	147	3,150	9	0	25
119	2,625	9	0	23	148	2,400	7	0	21
120	?	7	0	24	149	3,200	9	0	22
121	1,000	6	0	22	150	3,500	9	0	26

Multipares

Nos	Poids de l'enfant	Age de la grossesse	Nombre des grossesses antérieures	Age de la femme	Nos	Poids de l'enfant	Age de la grossesse	Nombre des grossesses antérieures	Age de la femme
	grammes	mois		ans		grammes	mois		ans
1	3,900	9	4	28	47	?	8	4	32
2	?	9	3 et 1f*	34	48	3,020	9	1	22
3	3,470	9	1	29	49	2,960	9	1	34
4	2,450	9	3	28	50	790	?	1	24
5	2,150	7 1/2	1	32	51	2,620	8 1/2	9	43
6	3,150	9	1	27	52	2,900	8	2	28
7	2,220	9	1 f*	25	53	2,650	9	2	29
8	970	6	1	18	54	?	9	1	37
9	3,500	9	1 f*	25	55	2,050	8	9	31
10	?	7 1/2	3	31	56	2,140	9	2	30
11	3,100	9	1	30	57	2,950	9	1	26
12	2,700	8 1/2	2 et 2f*	39	58	3,220	9	1	26
13	?	7 1/2	1	23	59	?	9	?	?
14	2,900	9	1	29	60	3,250	9	1	29
15	4,000	9	3	34	61	2,720	9	8	40
16	?	5	1	30	62	3,940	9	3	29
17	?	9	3	27	63	2,900	9	4	34
18	3,050	9	1	38	64	2,580	9	1	27
19	2,400	9	8	41	65	3,050	9	3	40
20	2,600	9	1	24	66	3,720	9	6	41
21	2,900	9	9	33	67	3,050	9	4	44
22	3,150	9	5	32	68	4,250	9	5	44
23	3,100	9	3	25	69	860	7	3	21
24	2,950	8	3	27	70	1,950	9	7	34
25	2,700	9	3	30	71	2,040	?	1	22
26	3,240	9	10	39	72	3,660	9	7	42
27	2,900	9	1	27	73	2,580	9	1	31
28	3,690	9	1 et 1 f*	34	74	2,350	8	2	26
29	2,500	9	3	35	75	2,510	7	1	20
30	3,530	9	5 et 2f*	31	76	720	6	1	22
31	3,320	9	2	38	77	2,870	9	8	36
32	1,310	7	2	37	78	2,310	8	1	21
33	3,120	9	10	32	79	1,800	9	2	42
34	1,150	5	2 et 8f*	29	80	3,500	9	3	23
35	2,720	8 1/2	1 f*	24	81	500	4	2	27
36	2,970	8	1 et 2f*	20	82	2,760	9	5	35
37	3,400	9	1	26	83	2,705	8	1	22
38	1,500	6	2 f*	28	84	2,460	8	3	25
39	2,760	8 1/2	1	19	85	2,650	9	4	29
40	2,500	8	7	28	86	2,480	9	1	22
41	?	8	1	22	87	2,480	9	2	27
42	2,500	8	3	36	88	450	4	3	35
43	1,820	7 1/2	1 et 1f*	27	89	2,480	9	2	30
44	2,300	9	1 et 2f*	37	90	4,120	9	2	31
45	4,520	9	5	45	91	2,060	?	1	28
46	2,960	9	5	25	92	2,250	8	2	31

* Fausse couche.

Nos	Poids de l'enfant	Age de la grossesse	Nombre des grossesses antérieures	Age de la femme	Nos	Poids de l'enfant	Age de la grossesse	Nombre de grossesses antérieures	Age de la femme
	grammes	mois		ans		grammes	mois		ans
93	1,920	7	4	39	141	1,800	7 1/2	2	25
94	1,620	7	4	37	142	3,320	9	1	25
95	2,080	8	1	31	143	3,400	9	6	45
96	3,300	9	1	25	144	2,655	9	1	32
97	2,200	8	3	30	145	750	7	1	36
98	1,500	7	3	33	146	2,750	9	1	27
99	3,000	9	3	?	147	2,420	?	2	39
100	220	4	1	26	148	?	9	9	39
101	2,200	7 1/2	3	29	149	3,900	9	1	28
102	2,700	9	2	30	150	2,400	7 1/2	8	29
103	2,900	9	1	32	151	2,430	8	4	39
104	320	5	5	39	152	?	7 1/2	1	?
105	3,000	9	2	23	153	4,000	9	5	27
106	3,055	9	7	36	154	3,120	9	1	44
107	2,730	9	6	40	155	1,350	6 1/2	1	27
108	2,350	8	1	26	156	3,800	9	?	36
109	2,060	8	1	24	157	3,000	9	4	28
110	2,520	8 1/2	4	20	158	3,100	9	4	30
111	1,600	7 1/2	2	39	159	4,200	9	2	36
112	3,480	9	1	24	160	3,400	8	3	29
113	2,950	8 1/2	1	37	161	2,900	8	2	24
114	2,950	8 1/2	2	27	162	3,400	9	1	40
115	1,750	7	3	30	163	2,541	9	1	24
116	2,750	9	10	36	164	820	5 1/2	2	39
117	?	8 1/2	2	28	165	4,200	9	6	30
118	2,400	?	1	36	166	?	?	1	19
119	2,600	9	1	34	167	2,700	8	1	32
120	2,850	9	5	28	168	2,700	9	1	24
121	2,650	9	2	32	169	2,750	9	8	27
122	3,500	9	4	29	170	1,150	?	1	20
123	1,150	8	4	31	171	3,500	9	3	35
124	2,580	8 1/2	1	29	172	?	9	10	42
125	2,200	9	2	27	173	3,010	9	3	30
126	3,710	9	2	39	174	3,350	9	3	37
127	3,870	9	11	35	175	?	9	1	21
128	2,500	9	2	40	176	3,400	9	6	35
129	700	7	4	28	177	2,950	8	3	27
130	3,000	9	6	23	178	2,700	9	2	30
131	2,500	9	1	38	179	700	4	9	30
132	2,250	7 1/2	2	24	180	3,700	9	4	26
133	3,750	9	1	35	181	3,500	9	6	32
134	4,000	9	8	33	182	2,700	9	7	26
135	4,500	9	6	33	183	3,900	9	4	36
136	2,300	8	4	33	184	2,500	9	1	24
137	1,750	7	2	37	185	3,500	9	1	30
138	2,800	9	3	23	186	3,000	9	1	20
139	3,800	9	2	30	187	2,125	8	2	33
140	1,500	8	2	22	188	2,750	9	7	34

Nos	Poids de l'enfant	Age de la grossesse	Nombre des grossesses antérieures	Age de la femme	Nos	Poids de l'enfant	Age de la grossesse	Nombre des grossesses antérieures	Age de la femme
	grammes	mois		ans		grammes	mois		ans
189	3,000	9	8	34	237	2,125	8	1	30
190	3,500	9	2	25	238	1,500	7	2 et 1f*	22
191	1,000	6	1	25	239	500	6	2 f*	25
192	1,450	$6^{1}/_{2}$	11	40	240	2,625	9	1	33
193	2,025	9	2	23	241	2,500	9	1	26
194	750	6	1	19	242	3,125	9	5	19
195	3,500	9	1	35	243	3,625	9	1	33
196	1,000	$5^{1}/_{2}$	2	30	244	500	$5^{1}/_{2}$	1	24
197	1,250	7	1	23	245	2,500	7	4	24
198	3,250	9	1	23	246	1,000	6	11	32
199	3,000	9	4	32	247	3,500	9	1	23
200	3,250	9	1	38	248	2,625	9	1	20
201	4,500	9	1	28	249	3,000	9	2	35
202	3,000	9	2	32	250	2,500	9	6	27
203	3,000	9	1	28	251	3,000	9	2	23
204	3,000	9	1	32	252	3,500	9	1	23
205	3,150	9	1	22	253	3,175	9	1	36
206	3,000	9	5	27	254	2,750	9	10	37
207	2,125	$7^{1}/_{2}$	2	32	255	2,500	$7^{1}/_{2}$	1	21
208	1,125	5	3	30	256	675	4	1	31
209	2,375	9	1	22	257	2,300	8	4	45
210	2,000	7	3	27	258	2,875	8	2	21
211	3,000	9	7	32	259	2,125	$8^{1}/_{2}$	3	27
212	2,500	$7^{1}/_{2}$	2	23	260	3,500	9	1	26
213	2,625	8	1	36	261	3,125	9	2	31
214	125	6	2	33	262	3,625	9	2	24
215	2,000	8	3	28	263	2,325	$7^{1}/_{2}$	1	30
216	2,125	8	3	30	264	3,500	9	2	28
217	3,500	9	2	28	265	3,000	9	1	36
218	2,500	9	1	38	266	2,500	9	1	23
219	3,875	9	16et1f*	39	267	3,000	9	1	31
220	3,500	9	9	42	268	3,500	9	5	36
221	3,500	9	1	36	269	3,200	9	3	29
222	3,000	9	5	42	270	3,000	9	11	35
223	1,625	7	3	38	271	3,200	9	3	25
224	3,500	9	3	37	272	3,200	8	3	33
225	3,000	9	2	38	273	1,700	6	1	27
226	3,125	9	5	32	274	1,850	7	1	30
227	2,750	9	1	29	275	3,775	9	1	30
228	2,000	9	2	38	276	3,000	9	2	34
229	1,500	7	1	30	277	2,450	7	1	25
230	2,750	9	1	26	278	2,500	9	1	34
231	3,000	9	5 et 2 f*	28	278	2,000	9	1	32
232	2,500	9	1 et 1 f*	36	280	3,000	9	2	28
233	3,750	9	3	30	281	2,000	9	1	29
234	2,500	9	1	31	282	2,750	7	5	29
235	3,000	9	3	27	283	3,775	9	9	41
236	2,875	9	2	26	284	2,500	8	1	21

* Fausse couche.

Nos	Poids de l'enfant	Age de la grossesse	Nombre des grossesses antérieures	Age de la femme	Nos	Poids de l'enfant	Age de la grossesse	Nombre des grossesses antérieures	Age de la femme
	grammes	mois		ans		grammes	mois		ans
285	3,000	9	1	31	333	2,000	7	1	31
286	?	?	2	23	334	3,300	9	1	39
287	1,075	5	1	25	335	2,000	6	3	35
288	3,000	9	1	32	336	3,350	9	5	28
289	2,750	9	4	31	337	2,950	9	5	30
290	3,500	9	1	33	338	3,250	9	1	22
291	4,125	9	1	26	339	1,400	6	2	30
292	3,250	9	1	25	340	3,050	9	1	23
293	4,000	9	5	40	341	3,250	9	3	40
294	3,350	9	8	35	342	3,100	9	1	31
295	3,375	9	2	28	343	2,950	9	1	26
296	2,325	?	1	21	344	850	5	1	22
297	1,500	6	3	28	345	1,200	5	1	26
298	2,255	6	6	33	346	2,700	8	1	20
299	3,700	9	1	27	347	3,000	8	2	27
300	2,750	7 1/2	1	26	348	1,450	7	1	30
301	1,775	7	2	33	349	3,000	9	1	24
302	1,750	6	4	36	350	2,950	9	1	43
303	2,875	9	3	34	351	2,200	8	1	26
304	2,000	8	2	26	352	2,600	8	2	26
305	3,625	9	1	40	353	2,700	8	1	30
306	2,365	7	1	22	354	2,550	9	1	19
307	2,625	8	1	36	355	3,000	9	1	27
308	2,750	9	1	36	356	2,120	8	2	24
309	2,000	7	2	25	357	1,200	?	2	32
310	3,250	9	2	25	358	3,500	9	12	39
311	1,875	7	1	21	359	3,620	9	2	31
312	1,125	6	4	33	360	2,250	7	1	28
313	2,750	9	7	35	361	2,450	8	1	22
314	3,125	9	5	36	362	2,750	9	7	40
315	3,500	9	1	30	363	4,400	9	8	44
316	2,500	7 1/2	1	27	364	2,700	9	5	30
317	2,250	9	4	40	365	3,250	9	4	31
318	3,500	9	12	27	366	3,700	9	1	28
319	2,875	8 1/2	5	36	367	3,600	9	1	24
320	1,250	6 1/2	1	29	368	3,000	9	3	24
321	?	7	3	33	369	980	?	3	30
322	3,000	9	2	27	370	3,300	9	1	26
323	3,350	9	3	28	371	1,700	?	3	25
324	3,750	9	1	24	372	4,000	9	5	30
325	2,000	7	1	29	373	3,030	9	1	32
326	3,500	9	1	23	374	3,000	9	8	32
327	3,000	9	2	32	375	2,200	7	1	22
328	2,500	9	1	28	376	490	4	1	25
329	2,200	8	3	38	377	3,500	9	1	28
330	1,350	6	5	23	378	3,800	9	1	26
331	3,300	9	?	?	379	2,000	7	2	32
332	1,600	5	2	29	380	3,625	9	2	30

Nos	Poids de l'enfant	Age de la grossesse	Nombre des grossesses antérieures	Age de la femme	Nos	Poids de l'enfant	Age de la grossesse	Nombre des grossesses antérieures	Age de la femme
	grammes	mois		ans		grammes	mois		ans
381	2,760	8	1	24	429	3,625	9	1	34
382	2,000	8	2	39	430	3,000	9	1	27
383	3,000	9	2	40	431	3,000	9	1	36
384	2,000	8	1	27	432	2,750	8	1	32
385	2,675	9	2	26	433	3,000	9	1	35
386	3,000	9	1	36	434	2,575	9	5	25
387	2,650	9	3	38	435	3,575	9	2	25
388	1,725	8	2	28	436	3,625	9	2	23
389	2,950	9	1	27	437	4,000	9	1	29
390	3,200	9	2	39	438	2,850	9	1	26
391	1,500	6	1	25	439	1,528	6	1	26
392	2,300	7	1	27	440	2,750	9	2	27
393	2,450	9	1	28	441	2,390	8 1/2	3	29
394	1,170	5	4	29	442	1,870	7	1	35
395	2,600	9	2	28	443	1,450	7	1	25
396	3,100	9	2	32	444	2,570	9	1	28
397	2,300	8	4	23	445	2,700	9	1	28
398	2,300	8	4	31	446	?	9	1	22
399	3,250	9	1	34	447	3,125	9	1	26
400	2,200	6	4	29	448	3,000	9	1	22
401	2,500	8	1	22	449	2,250	7	1	21
402	2,700	8	5	26	450	3,000	9	2	38
403	1,500	7	1	22	451	3,125	9	1	33
404	2,100	9	1	36	452	3,125	9	2	23
405	1,000	6	1	30	453	2,500	7 1/2	2	25
406	2,000	8	2	28	454	2,500	9	8	39
407	1,600	6	1	27	455	2,125	7	1	26
408	2,150	8	2	22	456	3,000	9	2	33
409	2,760	7	1	26	457	3,000	9	3	38
410	3,750	9	1	22	458	3,000	8	3	25
411	3,630	9	2	26	459	4,150	9	1	30
412	2,330	8	1	?	460	1,200	6	1	20
413	3115&2100	9	1	30	461	2,000	9	1	38
414	2,480	8	5	38	462	3,000	9	1	32
415	1,630	7	1	25	463	2,300	8	1	27
416	1,130	7 1/2	1	29	464	2,125	7	6	42
417	3,500	9	5	36	465	2,000	8	1	31
418	200	8 1/2	1	31	466	2,000	8	4	33
419	800	?	2	26	467	3,000	9	5	37
420	2,000	7	1	21	468	3,420	9	2	27
421	800	5	4	28	469	3,450	9	8	42
422	2,000	7	5	42	470	1,920	7	1	23
423	2,500	9	1	28	471	2,200	9	2	25
424	1,500	6	2	18	472	1,750	6	1	24
425	3,500	9	1	31	473	2,250	7	3	21
426	2,000	6	1	25	474	2,200	8	1	25
427	3,625	9	3	29	475	2,700	9	1	30
428	2,375	9	1	26	476	2,600	9	5	43

Nos	Poids de l'enfant	Age de la grossesse	Nombre des grossesses antérieures	Age de la femme	Nos	Poids de l'enfant	Age de la grossesse	Nombre des grossesses antérieures	Age de la femme
	grammes	mois		ans		grammes	mois		ans
477	2,300	9	4	36	525	1,250	6	2	25
478	3,000	9	1	25	526	2,000	8	2	27
479	2,000	7	1	18	527	2,375	9	1	25
480	3,750	9	1	30	528	2,000	7	2	25
481	3,500	9	1	25	529	3,250	9	2	28
482	3,200	9	2	33	530	2,125	8	2	27
483	3,000	9	1	21	531	2,750	9	6	26
484	2,000	6	1	23	532	1,650	7	7	48
485	1,700	6	1	28	533	2,500	9	1	29
486	2,500	7	1	24	534	1,375	7	1	29
487	3,500	9	1	42	535	2,200	7 1/2	3	23
488	2,800	9	3	27	536	3,125	9	1	30
489	2,400	8 1/2	2	44	537	3,500	9	3	25
490	2,100	8	1	25	538	3,375	9	1	26
491	3,180	9	1	23	539	4,250	9	3	42
492	2,600	8 1/2	9	42	540	2,500	9	6	30
493	2,560	9	1	22	541	2,650	9	4	31
494	1,350	?	1	22	542	2,950	9	4	34
495	3,350	9	1	27	543	2,500	9	2	24
496	2,150	9	2	26	544	3,100	?	7	39
497	2,850	9	5	37	545	2,000	8 1/2	1	33
498	2,200	9	3	25	546	1,150	5 1/2	1	37
499	2,950	9	1	28	547	550	8	1	23
500	2,780	9	2	38	548	3,100	9	3	32
501	2,350	9	1	36	549	3,500	9	4	36
502	3,200	9	5	34	550	2,900	9	4	36
503	900	?	10	29	551	1,200	7	1	33
504	2,600	9	1	32	552	3,200	8 1/2	3	33
505	2,500	9	5	40	553	3,000	9	1	28
506	2,500	8	3	36	554	3,040	9	1	28
507	2,300	9	3	?	555	2,450	8	1	30
508	2,700	9	3	31	556	3,050	9	11	45
509	2,515	8	1	28	557	2,020	8	1	19
510	3,300	9	8	40	558	2,400	8	4	31
511	3,500	9	1	27	559	2,700	8	2	23
512	2,950	9	1	36	560	4,200	9	1	29
513	3,500	9	5	30	561	3,500	9	1	28
514	3,300	9	1	23	562	2,050	8	1	20
515	2,750	9	1	30	563	1,550	7	3	23
516	3,000	9	3	38	564	1,650	7 1/2	2	24
517	3,100	9	3	31	565	2,680	9	1	28
518	2,500	8	2	33	566	2,770	9	8	34
519	2,750	9	1	26	567	3,420	9	1	28
520	2,450	8	3	27	568	2,570	8 1/2	1	20
521	3,400	9	1	23	569	2,500	8 1/2	1	21
522	2,900	9	1	27	570	2,500	8	3	23
523	3,000	9	1	16	571	2,500	9	1	32
524	3,375	9	3	28	572	3,550	9	7	30

Nos	Poids de l'enfant	Age de la grossesse	Nombre des grossesses antérieures	Age de la femme	Nos	Poids de l'enfant	Age de la grossesse	Nombre des grossesses antérieures	Age de la femme
	grammes	mois		ans		grammes	mois		ans
573	3,400	9	1	22	615	2,000	7	2	24
574	3,200	9	1	22	616	2,680	8 1/2	5	39
575	3,100	9	2	23	617	4,380	9	1	36
576	2,750	9	3	23	618	4,400	9	8	32
577	3,500	9	1	30	619	2,400	8 1/2	4	39
578	2,800	9	2	23	620	?	9	1	31
579	3,500	9	1	28	621	3,250	9	7	30
580	2,200	8	1	27	622	2,700	9	1	22
581	3,025	9	1	28	623	2,670	9	1	22
582	2,000	7 1/2	1	30	624	3,350	9	2	35
583	2,000	7	2	22	625	1,260	7	8	43
584	2,700	9	5	41	626	2,750	8 1/2	4	25
585	3,450	9	1	27	627	1,200	4 1/2	7	42
586	2,700	8	1	33	627	2,600	8 1/2	6	33
587	3,250	9	1	23	628	3,200	9	3	34
588	2,500	9	?	33	630	3,250	9	3	36
589	3,000	9	2	25	631	1,400	7	6	34
590	3,200	9	1	26	632	2,550	9	1	24
591	2,150	7 1/2	2	30	633	1,000	7	8	36
592	?	9	1	29	634	3,150	9	3	28
593	1,450	8 1/2	1	29	635	1,500	5 1/2	6	36
594	2,200	8	4	29	636	1,300	6	1	23
595	1,350	6	1	25	637	2,700	9	2	25
596	3,350	9	7	28	638	3,050	9	1	26
597	3,500	8	1	35	639	3,150	9	2	30
598	1,250	5 1/2	7	37	640	1,800	7	3	31
599	2,750	8 1/2	1	35	641	3,000	9	1	22
600	2,450	8	3	31	642	2,900	8 1/2	1	24
601	3,200	9	7	30	643	2,000	7	3 et 1 f*	37
602	1,800	7 1/2	1 f*	23	644	2,750	9	1	32
603	1,700	7	2	38	645	3,000	9	2	24
604	1,100	6	1	23	646	2,900	9	2 et 2f*	37
605	3,200	9	3	32	647	4,200	9	2	29
606	2,800	9	1	35	648	1,700	8	1	37
607	1,700	7 1/2	1	25	649	800	5	5	34
608	2,640	8 1/2	1	22	650	2,300	9	1	33
609	4,395	9	1	22	651	3,150	9	1	32
610	3,580	9	1	21	652	2,850	8 1/2	8	26
611	1,250	6	1	20	653	3,550	9	1	25
612	2,880	9	1	27	654	2,850	8 1/2	3	27
613	2,050	8	1	19	655	3,100	9	4	30
614	2,750	8 1/2	2	34	656	1,250	7	3	29

* Fausse couche.

Bassins viciés sur 806 présentations de l'épaule

PRIMIPARES

Nos		Poids de l'enfant	Age de la grossesse	Nombre des grossesses antérieures	Age de la femme
		grammes	mois		ans
3	1	2,380	8	0	26
8	2	2,000	8	0	35
13	3	3,500	9	0	23
14	4	1,620	7	0	21
17	5	1,390	6	0	25
19	6	2,700	9	0	23
22	7	?	?	0	29
23	8	2,400	$8^1/_2$	0	31
31	9	2,720	9	0	31

MULTIPARES

Nos		Poids de l'enfant	Age de la grossesse	Nombre des grossesses antérieures	Age de la femme
		grammes	mois		ans
1	1	3,900	9	4	28
3	2	3,470	9	1	29
7	3	2,220	9	1 f*	25
14	4	2,900	9	1	29
27	5	2,900	9	1	23
34	6	1,150	5	2 et 8f*	29
56	7	2,140	9	2	30
82	8	2,760	9	5	35
84	9	2,460	8	3	25
86	10	2,480	9	1	22
90	11	4,120	9	2	31
96	12	3,300	9	1	25
100	13	220	4	1	26
101	14	2,200	$7^1/_2$	3	29
108	15	2,350	8	1	26
114	16	2,950	$8^1/_2$	2	27
127	17	3,870	9	2	35
128	18	2,500	9	11	40
142	19	3,320	9	1	25
162	20	3,400	9	1	40
167	21	2,700	8	1	32
178	22	2,700	9	2	30
647	23	4,200	9	2	29

* Fausse couche.

Grossesses gémellaires sur 806 présentations de l'épaule

PRIMIPARES

Nos		Poids de l'enfant (grammes)	Age de la grossesse (mois)	Nombre des grossesses antérieures	Age de la femme (ans)
32	1	2,500	9	0	26
41	2	2625&2500	9	0	27
44	3	1,625	6	0	19
65	4	2,435	8	0	22
78	5	2,450	9	0	25
79	6	2,550	9	0	40
80	7	2,300	8	0	25
87	8	2,000	8	0	25
89	9	1,300	?	0	23
96	10	2,300	9	0	25
114	11	1,750	6	0	23

MULTIPARES

Nos		Poids de l'enfant (grammes)	Age de la grossesse (mois)	Nombre des grossesses antérieures	Age de la femme (ans)
54	1	?	9	1	37
71	2	2,040	?	1	22
85	3	2,650	9	4	29
92	4	2,250	8	2	31
120	5	2,850	9	1	28
146	6	2,750	9	1	27
183	7	3,900	9	4	26
187	8	2,125	8	2	33
218	9	2,500	9	1	38
223	10	2,000	9	2	38
232	11	2,500	9	1 et 1f*	36
234	12	2,500	9	1	31
239	13	500	6	2 f*	25
340	14	2,625	9	1	33
256	15	675	4	1	31
266	16	2,500	9	1	23
281	17	2,000	9	1	29
297	18	1,500	6	3	28
306	19	2,365	7	1	22
308	20	2,750	9	1	36
309	21	2,000	7	2	25
338	22	3,250	9	1	22
369	23	980	?	3	30
371	24	1,700	?	3	25
388	25	1,725	8	2	28
391	26	1,500	6	1	25
397	27	2,300	8	4	23
398	28	2,300	8	4	31
403	29	1,500	7	1	22
404	30	2,100	9	1	36
406	31	2,000	8	2	28
413	32	3115&2100	9	1	30
414	33	2,480	8	5	38
415	34	1,630	7	1	25
418	35	200	8 1/2	1	31
421	36	800	5	4	28
454	37	2,500	9	8	39
460	38	1,200	6	1	20
461	39	2,000	9	1	38
465	40	2,000	8	1	31
466	41	2,000	8	4	33
471	42	2,200	9	2	25
474	43	2,200	8	1	25

* Fausse couche.

Nos		Poids de l'enfant	Age de la grossesse	Nombre des grossesses antérieures	Age de la femme	Nos		Poids de l'enfant	Age de la grossesse	Nombre des grossesses antérieures	Age de la femme
		grammes	mois		ans			grammes	mois		ans
PRIMIPARES						MULTIPARES					
						477	44	2,300	9	4	36
						488	45	2,800	9	3	27
						489	46	2,400	$8^1/_2$	2	44
						564	47	1,650	$7^1/_2$	2	24
						580	49	2,200	8	1	27
						594	49	2,200	8	4	29
						608	50	1,800	$7^1/_2$	1 f*	23
						611	51	1,250	6	1	20
						640	52	1,800	7	3	31
						648	53	1,700	8	1	37
						649	54	800	5	5	34
						650	55	2,300	9	1	33

* Fausse couche.

Fœtus macérés sur 806 présentations de l'épaule

Nos		Poids de l'enfant	Age de la grossesse	Nombre des grossesses antérieures	Age de la femme
		grammes	mois		ans
		PRIMIPARES			
9	1	2,000	8	0	22
12	2	650	6	0	24
25	3	1,600	7 1/2	0	24
28	4	?	9	0	38
30	5	?	?	0	22
38	6	?	7	0	29
64	7	750	5	0	24
67	8	2,650	8	0	26
71	9	1,500	6	0	22
88	10	1,550	6	0	39
95	11	1,850	7	0	22
104	12	500	5	0	20
108	13	1,600	7	0	22
119	14	2,625	0	0	23
120	15	?	7	0	24
137	16	?	9	0	23

Nos		Poids de l'enfant	Age de la grossesse	Nombre des grossesses antérieures	Age de la femme
		grammes	mois		ans
		MULTIPARES			
2	1	?	9	3 et 1f*	34
10	2	?	7 1/2	3	31
34	3	1,150	5	2 et 8f*	29
41	4	?	8	1	22
50	5	790	?	1	24
69	6	860	7	3	21
79	9	1,800	9	2	42
81	10	500	4	2	27
83	11	2,705	8	1	22
115	12	1,750	7	3	30
116	13	2,750	9	10	36
117	14	?	8 1/2	3	28
118	15	2,100	?	2	36
145	16	750	7	1	36
175	17	?	9	1	21
185	18	3,500	9	1	30
191	19	1,000	6	1	25
197	20	1,250	7	1	23
209	21	2,375	9	1	22
223	21	1,625	7	3	38
296	22	2,325	?	1	21
313	23	2,750	9	7	35
321	24	?	7	3	33
357	25	1,200	?	2	32
439	26	1,528	6	1	26
446	27	?	9	1	22
503	28	900	?	10	29
532	29	1,650	7	7	48
614	30	2,750	8 1/2	2	34
652	31	2,850	8 1/2	8	26

* Fausse couche.

Le résumé de ces deux statistiques, montre suffisamment 1° l'influence du volume et du poids du fœtus sur l'accommodation; 2° le rôle physiologique de la paroi abdominale dans l'accommodation, puisque chez les multipares, c'est-à-dire chez les femmes dont la paroi abdominale jouit d'une laxité considérable, les présentations de l'épaule qui résultent d'un manque d'accommodation sont six fois plus nombreuses que chez les primipares.

Il est bon que cette puissance d'accommodation, qui réside dans les muscles mêmes de la paroi abdominale, soit mise en jeu, ainsi qu'il résulte des recherches de Jeaucourt, qui, sans reconnaître l'importance de ce facteur, avait cependant remarqué que les présentations autres que celles du sommet étaient plus fréquentes chez les femmes à profession sédentaire que chez les femmes qui sont obligées de mener une vie active.

Voici les chiffres empruntés à la statistique.

ÉTAT ACTIF :	ÉTAT SÉDENTAIRE :
Chez les femmes dont la profession met en jeu les muscles de la vie de relation, à profession active nécessitant l'exercice, le mouvement.	Chez les femmes à profession sédentaire nécessitant l'habitude de la station assise, privées d'exercice et de mouvement pendant la plus grande partie du jour.

On voit survenir comparativement aux présentations du sommet.

Face	1 : 139	1 : 137
Tronc	1 : 139	1 : 45,8
Siége	1 : 46	1 : 14,7

Les causes de la présentation de l'épaule sont : 1° une malformation utérine, qui rend le développement de cet organe irrégulier, produit une accommodation telle que les axes fœtal et utérin, quoique parallèles, sont perpendiculaires à l'axe pelvien — (présentation franche) ; 2° l'absence des facteurs de l'accommodation : petitesse du fœtus relative ou absolue (accouchement prématuré ou hydropisie de l'amnios), macération du fœtus, grossesse gémellaire, bassins viciés et insertion vicieuse du placenta, laxité anormale de la paroi utérine et de la paroi abdominale empêchant pendant la grossesse l'accommodation pelvienne, — produisant la variété accidentelle ou fortuite.

DEUXIÈME PARTIE

DU PALPER ABDOMINAL AU POINT DE VUE OBSTÉTRICAL

HISTORIQUE.

Il est bien probable que dès la période la plus embryonnaire de l'art obstétrical, l'idée d'appliquer les mains sur le ventre de la femme enceinte afin d'en tirer des indications relatives, soit au volume, à la forme, à la situation de l'organe gestateur, soit à la présence, à l'attitude du produit de conception, a pris naissance dans l'esprit des accoucheurs, et a été mise à exécution par eux ; cependant il faut arriver jusqu'à Mercurius Scipio en 1601 pour trouver une indication nette de l'exploration externe.

En 1721, Dionis, médecin liégeois, parle du palper abdominal comme d'un moyen de diagnostiquer les grossesses gémellaires.

Rœderer appelle le palper *attouchement* et ne le considère que comme pouvant être utile au diagnostic de la grossesse; le premier il donne des règles pour pratiquer le manuel opératoire.

« Il faut que la femme, avant d'avoir déjeuné, vide son excrément et son urine, se couche sur le dos, les pieds et la tête plus élevés que les reins, les talons appuyés contre les fesses, pour que la région du bas ventre soit moins tendue.

Cela fait, le médecin appliquera sa main en travers sur le bas-ventre, le doigt auriculaire tendu ves l'os pubis, et le pouce vers le nombril. La femme poussera sa respiration avec force, pour qu'elle agisse contre le bas ventre, et le médecin aura soin de le presser doucement pendant l'expiration. Que si dans ce moment il sent une résistance dure, sphérique, qui se fixe au-dessus de l'os pubis, il peut être assuré que la femme est enceinte. S'il se trouve une autre tumeur dans le bas-ventre, elle est dans tout autre endroit ou bien le bas-ventre se trouve également enflé partout (1). »

Smellie, Baudelocque parlent également du palper, mais employé seulement dans le but de reconnaître la présence du fœtus.

Wigand (2), en 1812, s'exprime ainsi :

« *Palper abdominal. — Règles et manœuvres générales.* — Avant tout, on doit chercher par tous les moyens possibles, par l'exploration interne aussi bien que par l'exploration externe, à se faire une idée complète de la présentation et de la position de l'enfant dans la matrice.

« On s'efforcera d'abord de bien reconnaître dans quel côté de la matrice sont logés la tête et les pieds ; car, comme nous le verrons tout à l'heure, ce sont là les deux parties fœtales sur lesquelles on doit surtout agir par les manipulations externes.

« Ce n'est qu'après avoir acquis une connaissance bien précise de la présentation du fœtus, que l'on peut faire des manœuvres externes avec la mesure et la force nécessaires à une réussite prompte et complète. Cette exploration nous a souvent été très-facile ; mais, quelquefois, elle peut être extrê-

1. Rœderer. *Eléments de l'art des accouchements*. 1765, Introduction, Paris.

2. *De la version par manœuvres externes et de l'extraction du fœtus par les pieds*, par le docteur Wigand, traduit de l'allemand par le docteur Herrgotte, professeur agrégé à la faculté de médecine de Strasbourg (page 10).

mement difficile, et c'est alors le cas pour l'accoucheur d'employer avec prudence tour à tour les moyens d'exploration et de vérification ; ainsi :

« *a* Il doit explorer la femme dans diverses positions : tant debout que couchée, sur le dos ou sur le côté.

« *b* Pendant l'exploration interne, il doit, de l'autre main, presser fortement sur la partie du ventre la plus saillante.

« *c* Quand il y a une forte inclinaison de l'utérus, d'un côté ou de l'autre, il doit faire coucher, pendant l'exploration, la femme sur le côté opposé.

« *d* Quand il n'y a pas de saillie bien prononcée, il doit presser fortement sur le ventre au-dessus du pubis, et en même temps faire tousser ou crier la femme.

« *e* Enfin, quand il ne peut pas bien reconnaître la position avec deux doigts, il doit introduire la main entière dans le vagin. »

Joerg, en 1814, insiste sur l'importance de ce moyen dans deux ouvrages différents.

En 1829, Schmitt précise davantage les règles de ce mode d'investigation, qui donne, dit-il, souvent des résultats plus certains que l'exploration interne (1).

« Par l'exploration externe, dit Hohl (2), on peut établir la gravidité de la femme, et savoir :

« *a* Si la femme est enceinte ;

« *b* A quel mois elle est arrivée ;

« *c* Si elle est enceinte pour la première fois ;

« *d* Si elle porte un ou plusieurs fœtus ;

1. Schmitt (Wilh. Jos.) *Gesammelte obtstetrisch Schriften*. Wien. 1820-8.

2. *Die geburtshülfliche Exploration* (de l'exploration obstétricale), par le docteur Anton Friedrich Hohl, professeur à l'université de Halle. 1834, 2 vol, T, II, p. 144 ; *De l'exploration externe*, p. 165.

« *e* Si la grossesse est accompagnée d'un état morbide, et quelle en est la nature;

« *f* Si à côté d'un utérus gravide se trouve une grossesse extra-utérine, ou si cette dernière existe seule;

« *g* Si le fœtus vit ou s'il est mort;

« *h* Quelle est la situation de l'enfant;

« *i* Si un obstacle mécanique ne viendra pas troubler l'accouchement.

« Pendant le travail, outre ce que nous venons de dire, le palper nous dira : *a* si le travail a réellement commencé;

« *b* Si les douleurs sont vraies ou fausses;

« *c* Si les douleurs sont ou ne sont pas régulières;

« *d* jusqu'à quel point le travail est avancé;

« *e* Quel est l'obstacle qui s'oppose à la terminaison de l'accouchement, soit du côté de la mère, soit de la part de l'enfant (position à rechercher);

« *f* S'il y a encore un deuxième enfant dans la cavité utérine. »

Hohl en a rendu les avantages si évidents, dit Velpeau, qu'il ne serait pardonnable à aucun praticien de les ignorer (1).

Velpeau, dans son *Traité complet* de l'art des accouchements, publié en 1835, appelle le palper « toucher abdominal. »

« L'exploration du ventre doit, en outre, être constamment ajoutée au toucher. Elle est d'un trop grand prix à mes yeux pour que je n'essaie pas de la tirer de l'oubli où elle est tombée parmi nous. On y procède de deux manières : 1° en tenant une main sur l'hypogastre, pendant que l'autre cherche à déterminer l'état des organes pelviens par le détroit périnéal; 2° en agissant sur l'abdomen avec les deux mains, sans toucher aux organes génitaux externes (2). »

1. Velpeau. *Traité complet de l'art des accouchements*, t. I, p. 194.
2. Velpeau. *Loc. cit.*, t. I, p. 189.

MM. C. Devilliers et Chailly, dans un mémoire lu en 1842 à la société de médecine de Paris, et intitulé *De la valeur des signes fournis par l'auscultation*, etc., après avoir démontré l'impuissance de l'auscultation dans des cas donnés, recommandent le palper et donnent les préceptes suivants :

« La manière dont on peut reconnaître les diverses parties du fœtus est on ne peut plus simple : les deux mains appliquées sur l'abdomen exerceront d'abord une pression très-modérée, afin de ne pas exciter de douleur et de contraction des muscles, puis, peu à peu, elles pourront employer plus de force, pour bien sentir et embrasser les parties résistantes qu'elles discerneront avec assez de facilité de celles où il n'existe que du liquide ou des parties molles.

« Un corps rond sous la main, plus dur que les autres, impossible ou très-difficile à déplacer, indique la tête du fœtus ; un autre corps à surface plus étendue, d'une courbure plus large, d'une résistance un peu moindre que le précédent, indique le tronc. La partie la plus saillante de cette surface sera l'épaule ou la fesse, que l'on ne distinguera l'une de l'autre qu'à l'aide d'autres signes, par exemple, du voisinage de la tête pour l'un, et des extrémités inférieures pour l'autre. Enfin, de petites saillies brusques, résistantes, mobiles par elles-mêmes ou faciles à déplacer momentanément, indiqueront les extrémités supérieures ou inférieures. »

En 1843, le professeur Hubert de Louvain essayait d'attirer par ses écrits l'attention des praticiens sur l'importance de cette exploration (1) qu'il enseignait à ses élèves dès 1837 (2)

1. *Encyclographie des sciences médicales* (juillet p. 109 et août p. 71), *Annales médicales de la Flandre occidentale*, 1855.

2. *De l'examen du ventre au point de vue du diagnostic de la grossesse*, par le professeur Eug. Hubert. In *Journal des Sciences médicales de Louvain*. Décembre 1877.

non-seulement comme pouvant servir au diagnostic de la grossesse, mais encore au diagnostic différentiel des présentations et des positions. Nous retrouverons du reste sa méthode en nous occupant de la récente et importante publication de son fils, le professeur Eug. Hubert, sur le palper.

Dans son excellent manuel des accouchements (1), Jacquemier s'étend longuement sur l'importance du toucher abdominal, et il déplore que l'application des mains sur les parois abdominales pour reconnaître le développement de l'utérus et la présence de l'œuf dans l'utérus n'ait pas été assez appréciée en France.

Le manuel opératoire est décrit avec le soin, la précision qu'apporte cet auteur dans toutes ses publications. Mais s'il considère le palper comme très-important pour le diagnostic de la grossesse, il le mentionne à peine à propos du diagnostic des présentations. Ainsi dans le chapitre relatif au diagnostic des présentations et des positions de l'extrémité pelvienne on ne trouve que cette phrase : « Chez les femmes maigres, chez celles dont la paroi abdominale est restée distendue à la suite de grossesse antérieure, dans les cas où le liquide amniotique est peu abondant, il est *quelquefois* possible de reconnaître la tête du fœtus vers le fond de la matrice (2). »

En 1855, Matteï, dans son *Essai sur l'accouchement physiologique*, consacre un chapitre tout entier, chapitre le plus important et le plus original de l'ouvrage, au palper abdominal.

Faisant abstraction de tout ce qui est contenu dans ce livre en dehors du sujet qui m'occupe, je reconnais que personne

1. Jacquemier. *Manuel de l'art des accouchements.*
2. Jacquemier, *loc. cit.* Paris 1846, t. I, p. 609.

avant cet auteur n'avait décrit ce mode d'investigation avec autant de détails.

On sent à la lecture que les préceptes qu'il énumère sont le résultat de l'expérience. Aussi je pense que pour n'être que juste à son égard, il est indispensable de citer les principaux passages de ce chapitre.

« Le palper, ou la palpation, est l'examen des organes contenus dans la cavité abdominale par la pression méthodique exercée avec la main sur la surface externe de cette cavité.

« Malgré les applications qu'on peut avoir faites jusqu'ici de la palpation, nous croyons qu'on peut en tirer un meilleur parti au point de vue de l'obstétrique ; aussi nous sommes-nous appliqué avec une attention scrupuleuse à l'emploi de ce moyen d'exploration.

« La palpation a des avantages en elle-même et des avantages relatifs qui la mettent, pour le moins, en parallèle avec le toucher et l'auscultation. Ce n'est pas que ces trois moyens s'excluent. Loin de là, ils se fortifient, au contraire, et se complètent mutuellement.

« La palpation est remarquable : 1° par la simplicité et la facilité de son application : ainsi, on n'a pas besoin d'instruments pour y procéder, et elle peut être pratiquée sans qu'on découvre complétement la femme ; ce qui est beaucoup dans la pratique civile, où les femmes se prêtent avec répugnance au toucher vaginal, avant le travail de l'accouchement surtout ; 2° dans un cas de médecine légale, elle est utile en ce qu'elle peut être pratiquée presque malgré la volonté de la femme, ou, du moins, sans qu'elle se doute de ce que l'on peut reconnaître ; 3° dans le cas d'ulcères vénériens sur la vulve et le vagin, et où l'accoucheur n'est pas disposé à pratiquer le toucher vaginal ; 4° dans les cas où une maladie ou une sensibilité excessive des organes génitaux ne permettrait pas le toucher ; 5° lorsque le col n'est pas dilaté et que les membranes ne sont pas rompues, c'est-à-dire lorsque le toucher n'a pas toute sa valeur diagnostique, ou bien que l'auscultation ne peut pas donner des résultats exacts ; 6° elle peut être pratiquée, enfin, avec fruit dans presque toutes les présentations et les positions, aux derniers mois de la grossesse et à presque tous les temps du travail. Ce moyen de diagnostic a maintenant pour nous tant de valeur, que très-rarement nous avons besoin du toucher et de l'auscultation pour reconnaître la position et la présentation de l'enfant.

« C'est par le palper que nous avons pu nous faire une idée exacte des attitudes naturelles que garde le fœtus dans le sein de la mère, et que nous avons été porté à accepter ou à rejeter telles ou telles présentations, telles ou telles positions. C'est par ce moyen d'exploration, enfin, que nous avons pu réduire avant le travail toutes les présentations du fœtus à celle du sommet......

« C'est lorsque la femme est couchée surtout, que la palpation doit être pratiquée. Pour cela, il faut qu'elle soit étendue horizontalement sur un lit ou sur un canapé, la tête relevée par un coussin, les membres inférieurs allongés ou demi-fléchis et les membres supérieurs placés sur les côtés du tronc.

« L'accoucheur se place vis-à-vis de la partie thoracique de la femme ; et le visage tourné vers le bassin de celle-ci, il commence la palpation. Comme les déviations de l'utérus et de son contenu se font plus souvent à la droite de la femme qu'à sa gauche, c'est aussi du côté droit que l'accoucheur doit se placer de préférence, sauf à aller à gauche si la déviation de ce côté ou d'autres raisons l'y appellent.

« La tête du fœtus est ordinairement le premier point de repère qu'il faut chercher, et, comme c'est au détroit supérieur qu'elle se tient le plus souvent, c'est là qu'il faut diriger ses investigations. Pour cela, l'accoucheur place les deux mains étendues l'une à côté de l'autre sur le milieu du ventre, et, arrivé en bas, il s'assure premièrement du rebord supérieur du pubis, puis appuyant sur la paroi abdominale qui lui fait suite, il la déprime insensiblement pour pénétrer presque dans le petit bassin. Cette recherche donne ordinairement la sensation d'un globe qui occupe le détroit, et qui est alors la tête, reconnaissable au ballottement simple, mais surtout au ballottement double.

« Lorsque la tête est placée sur le milieu du détroit supérieur, on la sent ordinairement très-bien avec les deux mains placées sur les côtés et même sur la ligne médiane. C'est alors une véritable présentation directe du sommet. Il arrive quelquefois que la tête n'est accessible au palper que sur un point latéral, et dans ce cas c'est l'occiput, lorsqu'il est du même côté que le tronc.

« C'est, au contraire, le front que l'on touche, quand on la sent seulement du côté opposé au tronc. Dans ce dernier cas, le cou est fortement fléchi, et l'on peut dire qu'on aura au toucher vaginal la fontanelle postérieure près du centre du détroit.

« Dans ces cas, comme dans presque toutes les présentations indirectes du sommet, la tête ne pourra pas être saisie avec les deux mains et produire, par conséquent, le ballottement double.

« Lorsque la tumeur céphalique repose sur les pubis ou dans une fosse iliaque, elle est ordinairement assez sensible. Quand il y a des proportions convenables du côté de la cavité abdominale et du côté du fœtus, celui-ci pourra se placer un instant en dehors de l'aire du détroit; mais un petit mouvement actif de sa part ou un mouvement imprimé par la mère, et par l'accoucheur lui-même, suffisent pour ramener la tête sur le détroit où elle se tient de préférence. C'est même ainsi qu'on peut prévenir bien des présentations de la face et du tronc, tandis que si le détroit est mal conformé et que le sommet n'y repose pas commodément, le glissement se renouvellera. La persistance ou le retour fréquent du déplacement céphalique que nous constatons indiquent donc une de ces causes ou une forte déviation de l'utérus et du produit.

Nous venons de voir que lorsque la tête est en bas, elle peut être au niveau du détroit supérieur, au-dessus ou sur les côtés; nous avons même déjà dit qu'une partie du sommet pouvait s'engager, il nous reste maintenant à chercher la tête lorsqu'elle est plongée dans l'excavation.

« Il nous est arrivé, au début de nos recherches, de n'avoir pas trouvé la tête au détroit supérieur ni en aucune autre partie de l'abdomen, et elle nous était alors dévoilée par le toucher vaginal: elle était entièrement plongée dans l'excavation. Aujourd'hui que nous avons acquis assez d'habitude pour nous prononcer sur le seul examen du tronc, nous pouvons diagnostiquer les présentations du sommet, quoique la tête soit tout à fait cachée dans le petit bassin. Nous devons dire cependant que, lorsque par le palper on plonge bien l'extrémité des doigts en dedans du détroit supérieur, on finit presque toujours par la trouver. La tête, du reste, ne se loge dans l'excavation que lorsque le petit bassin est très-large ou que le travail est bien avancé. Il faut remarquer ici qu'à mesure que la tête s'engage avant ou pendant le travail, elle perd le plus souvent la mobilité qui est nécessaire pour produire le ballottement simple et double, et alors il faut se contenter d'une résistance d'inertie. La dureté et la forme arrondie de la tumeur, cependant, ne laissent pas de doute sur sa présence.

« Lorsque cette partie n'occupe pas les régions inférieures de la cavité abdominale, elle occupe un des hypochondres, et c'est là qu'il faut la chercher. C'est dans l'hypochondre droit qu'elle se loge de préférence, et nous avons dit plus haut qu'outre la pression simple et mobilisée, outre le ballottement simple et double, il fallait, en cas de besoin, faire lever la femme. On peut obtenir à peu près le même résultat en la faisant coucher momentanément sur le côté pour que la tête se déloge de la profondeur de l'hypochondre où elle est cachée.

« Dans les cas où la palpation était obscure, il nous a même fallu imprimer des mouvements de déplacement au fœtus pour le mieux examiner. Lorsque la tête occupe la partie supérieure et latérale gauche, elle offre alors, outre les caractères que nous lui connaissons, celui d'être soulevée à chaque pulsation de l'aorte sur laquelle elle repose, chose que nous avons très-rarement rencontrée, lorsqu'une autre partie reposait sur ce vaisseau, ou si ce soulèvement pulsatile existait dans ces cas, il était à peine sensible. Cela se comprend : aucune partie du fœtus n'est capable par sa densité de transmettre le mouvement comme la tête.

« Pour nous résumer, la tête est le premier point de repère qu'on doive rechercher, surtout quand on n'a pas beaucoup l'habitude du palper, non parce qu'elle est la plus facile à trouver, mais parce qu'elle est la plus facile à reconnaître quand on l'a trouvée. Son siége, sa consistance, son étendue et ses caractères au ballottement, permettent de la distinguer du tronc et du siége avec lesquels on pourrait la con-
ondre.

« Le premier point de repère trouvé, on connaît déjà la présentation. Ainsi, toutes les fois que la tête occupe le segment inférieur de l'utérus, c'est une présentation directe ou indirecte du sommet ; toutes les fois qu'elle occupe le segment supérieur, c'est une présentation directe ou indirecte du siége, selon que ces parties sont ou non au centre du détroit. Tout en déterminant la présentation, on sait si la tête est mobile, si elle est engagée, et même souvent si elle est volumineuse ou de petites dimensions.

« Le deuxième point de repère est celui du tronc ; mais si l'on doit se contenter d'avoir constaté la présence de la tête sur un point de l'abdomen, on ne peut pas en faire autant pour le tronc. Ici il faut indiquer la position, la direction et le côté vers lequel est tourné le dos, c'est-à-dire que c'est sur le tronc principalement qu'on se guide pour déterminer la position de l'enfant, tandis que la tête sert seulement à déterminer la présentation.

« Tous ces renseignements peuvent s'obtenir à la fois ou par des examens successifs. Soit, par exemple, qu'après avoir exploré le détroit supérieur où l'on a trouvé la tête, on veuille explorer le tronc, on tirera un peu les mains à soi, sans les lever, on écartera légèrement les doigts les uns des autres, et par une douce pression sur la plus grande partie de la paroi antérieure de la matrice, on trouvera le tronc sur les côtés ou obliquement dirigé, mais jamais tout à fait parallèle, ni tout à fait perpendiculaire à la ligne blanche. Cette exploration donnera en même temps une idée de la déviation de l'utérus.

« Si la petitesse du fœtus, comparativement à la cavité qui le contient, fait que l'accoucheur ne perçoive pas la sensation que produit le tronc, il n'a qu'à presser un peu plus les deux mains sur les côtés de l'abdomen, et le fœtus est poussé alors en avant ou est rendu plus accessible à l'exploration. Cet examen donne aussitôt la direction que suit le grand diamètre du tronc ; il ne reste plus qu'à constater le côté vers lequel est dirigé le dos de l'enfant, pour déterminer la direction de l'axe fœtal et de là la position.

« La sensation de la partie convexe et de la partie concave du fœtus peut suffire pour déterminer le côté vers lequel est tourné le dos ; mais cette sensation n'est pas toujours nette, et il faut souvent, dans ce cas, un examen spécial fait par la pression simple et mobilisée.

« Cet examen pratiqué sur tout le tronc ne tarde pas à faire voir de quel côté est le dos. S'il est en avant, on sent une tumeur convexe plus étendue que la tête, et offrant quelquefois, comme nous l'avons dit, la série des apophyses épineuses ou les gouttières vertébrales. En suivant le dos, on arrive à une partie dure qui lui fait suite et qui est le sacrum.

« Lorsqu'on a affaire à l'un des côtés du fœtus, on trouve à une extrémité du tronc la saillie de la hanche, et à l'autre celle de l'omoplate ; de plus, la concavité du tronc indique que le dos est du côté opposé. Dans les cas douteux, on peut même aller à la recherche des pieds ; mais la connaissance du siége, de la tête, et de la direction du dos suffit pour indiquer la présentation et la position de l'enfant. L'occiput sera toujours du côté de la convexité du dos.

« La méthode d'aller chercher la tête avant le siége est certainement la plus sûre, c'est celle qui nous a servi pour faire notre éducation tactile, et qui pourra servir à ceux qui veulent commencer l'exercice du palper ; mais aujourd'hui elle est trop longue pour nous, et ce n'est que dans des cas exceptionnels que nous y avons recours.

« Maintenant nous ne faisons qu'appliquer les deux mains sur la paroi antérieure et supérieure du ventre. Après une légère pression, nous sentons une partie fœtale quelconque, et nous distinguons le plus souvent si c'est la tête, le tronc ou les pieds. Nous suivons cette tumeur avec la pression mobilisée, et si nous lui trouvons une étendue bien plus grande que celle de la tête, nous concluons aussitôt que c'est le tronc ; sa direction nous indique en même temps la présentation et la position.

« Si ce sont les pieds, nous les quittons pour aller à la recherche du tronc situé alors sur les côtés, et que nous suivons pour connaître le rapport qu'il a avec les pieds. Ce rapport nous donne la courbure de l'axe fœtal, et de là la présentation et la position.

« Si c'est la tête sur laquelle nous tombons, nous allons à la recherche du tronc, qui est encore sur les côtés de l'abdomen ; mais, comme il s'agit alors d'une présentation du siége, nous avons besoin d'un examen plus détaillé, et qui peut offrir, aux commençants surtout, quelque embarras pour le diagnostic. Ainsi il peut arriver que l'on trouve deux tumeurs dont les caractères ne sont pas assez tranchés pour savoir laquelle des deux est la tête ou le tronc. Cela arrive quelquefois lorsque, dans la présentation du siége, le fœtus est fortement recourbé en bas, et qu'on ne peut pas suivre le tronc sur une assez large étendue.

« On tombe alors sur une tumeur supérieure qui est la tête, mais qui, à cause de son étendue, pourrait faire croire au tronc recourbé, de manière à offrir le dos dirigé transversalement en haut.

« Cette tumeur est sensible au ballottement simple et double, et ne communique pas ces mouvements au reste du fœtus, quand on les produit horizontalement, tandis que souvent le contraire arrive quand on les produit de haut en bas. Le ballottement, en effet, peut être causé sur toute une tumeur sans se communiquer manifestement aux autres parties, si un point mobile et rétréci, comme le cou, sépare cette tumeur du reste du corps ; c'est même par ce moyen qu'on peut connaître la continuité d'une tumeur fœtale, quand même on ne pourrait pas la suivre partout avec la pression simple ou mobilisée ; mais, si cette tumeur est en contact avec une autre, le ballottement sera directement communiqué à toutes les deux, comme si elles ne formaient qu'un seul et même corps. Ainsi on peut produire le ballottement simple et double sur toute l'étendue de la tête sans le communiquer au tronc, de même que le ballottement de toute l'étendue quoique un peu obscur sera senti d'une extrémité à l'autre du dos, sans être communiqué à la tête. Mais si, au lieu d'être sur la fosse iliaque, le siége de l'enfant était engagé dans le détroit inférieur et que le menton fût appuyé sur le sternum, le ballottement serait communiqué directement au tronc comme si la mobilité du cou n'existait pas.

« Un autre caractère douteux, c'est que la tumeur inférieure est trop peu accessible sur les côtés de l'abdomen pour qu'on la suive sur une large étendue. On n'a pas alors au palper du détroit supérieur la sensation nette d'une tumeur céphalique, et si avec une main on trouve une partie assez résistante, elle se trouve du même côté des autres tumeurs. Ces signes, qui ont jeté quelquefois du doute sur notre diagnostic, ont par eux-mêmes un caractère négatif sur lequel nous nous appuyons aujourd'hui.

« Ainsi, lorsque nous trouvons deux tumeurs douteuses, nous opérons d'abord dans plusieurs sens le ballottement simple, et double sur chacune d'elles, et, s'il est possible, dans un sens seulement, sans qu'il soit communiqué à l'autre tumeur; nous sommes sûr, alors, que l'une de ces tumeurs est le tronc et l'autre la tête.

« Nous admettons que la tumeur supérieure n'offre pas de caractères assez tranchés pour dire si c'est la tête ou le tronc, ce qui est rare; nous allons alors à la tumeur inférieure. Si la tumeur repose en plein sur le détroit, et qu'elle offre là le ballottement simple et double, nous sommes certain que cette dernière est la tête et non le tronc. Si l'examen du détroit supérieur nous offre une partie étendue résistante et accessible seulement du côté opposé aux deux autres tumeurs, c'est encore la tête qui est en bas; mais si au contraire elle n'est accessible que du côté même des deux autres tumeurs, nous pouvons dire que c'est le siége.....

« Le palper est autrement utile pour le diagnostic des grossesses doubles.....

« Lorsque la tête d'un fœtus est en haut, elle est très-apparente et reconnaissable aux signes que nous avons déjà indiqués; mais peut-on croire alors à une grossesse simple offrant une présentation du siége? C'est ce que va démontrer le reste de l'examen. On explore alors soigneusement les parties latérales de l'utérus, et l'on trouve deux tumeurs allongées qui offrent tous les caractères de deux troncs; de plus, en examinant le détroit supérieur, on a la sensation d'une tumeur céphalique, reconnaissable à la pression simple et mobilisée, mais surtout reconnaissable au ballottement simple. Il est rare qu'on puisse la circonscrire avec les deux mains et produire le ballottement double. La partie opposée à la tête étant occupée alors par le siége de l'autre enfant, on rencontre ici une masse qui n'est pas moins significative pour le diagnostic.

« Si les fœtus ont tous les deux la tête en bas, on trouvera alors les deux troncs sur les côtés et l'une des têtes. Il arrive souvent que l'autre est engagée dans le détroit ou est masquée par la première. Il peut se faire cependant que les deux têtes soient accessibles au palper et qu'on saisisse même le point de leur séparation.

« Ce moyen d'investigation, comme on le voit, ne donne pas seulement le diagnostic des grossesses doubles, il donne la présentation de chaque fœtus. Ainsi, dans le premier cas, on aurait une présentation de la tête ; dans le second les deux fœtus se présenteraient par le sommet. Dans le dernier cas, il n'y a rien à faire, tandis que dans le premier il peut y avoir à opérer une version ou une réduction de la tête avant ou pendant le travail. »

G. Murray (1), imprégné des préceptes allemands, publie en mars 1858 un travail intitulé *Diagnostic de la position du fœtus par le palper*, et dont voici les principaux passages :

« La nature pratique aussi bien que la nouveauté de la méthode suivante, appliquée au diagnostic de la position du fœtus, en rend la description intéressante. Jusqu'à présent, nous nous sommes servis de l'examen interne seulement, car les quelques moyens à notre disposition, en dehors du toucher, offrent si peu de garantie, que nous pouvons les considérer comme inutiles. Il est certainement possible de se rendre exactement compte de la position du fœtus par le palper. Usité depuis quelque temps en Allemagne, ce mode d'investigation n'est point encore employé en Angleterre et

1. Murray, *Diagnostic de la position du fœtus*. (*The Lancet*, mars 1858.)

n'a pas, que je sache, été décrit. A Vienne surtout, on a prouvé que les différents membres du fœtus peuvent être sentis et reconnus par le palper; j'ai moi-même vérifié la valeur des indications fournies par ce moyen, lesquelles sont non-seulement exactes, mais encore nombreuses. Je décrirai donc brièvement la manière de procéder et les moyens pratiques nécessaires au succès.

« 1° La grossesse doit être avancée, arrivée au huitième ou au neuvième mois.

« 2° Il ne faut pas que l'abdomen soit trop tendu ou trop flasque. L'accumulation du tissu graisseux est aussi un obstacle à l'examen.

« La patiente doit être calme, ou sans cela les muscles abdominaux se tendent et sont le siége de contractions passagères; elle sera couchée, les jambes fléchies et les cuisses légèrement écartées.

« Nous devons d'abord déterminer par la percussion, la forme et la dimension de la tumeur utérine; à l'aide du stéthoscope, nous percevons les bruits du cœur fœtal et le souffle placentaire dans les foyers correspondant à leur maximum d'intensité. La tête, partie qui se présente ordinairement, doit être recherchée par le procédé suivant: on applique le pouce et l'index, soit d'une main, soit des deux mains, au-dessus de la symphyse pubienne; grâce à la pression exercée de haut en bas et en dedans, on trouve, le plus souvent, que la tête occupe la plus petite extrémité de l'utérus, piriforme dans ce cas. Si le dos est en avant, il est possible de compter les saillies des apophyses épineuses, et les doigts, arrivés à l'extrémité de l'épine dorsale, tombent dans le sillon qui divise le siége. Si le dos est en arrière, la surface du ventre de l'enfant est occupée par les avant-bras, les coudes, les genoux et les jambes.

« Quand la tête n'est pas à la place qu'elle occupe ordinairement, c'est-à-dire dans le bassin, il faut la chercher ailleurs et l'on trouve les autres parties du corps, en prenant la tête pour point de repère.

« Ayant moi-même vérifié l'exactitude des indications obtenues par le palper abdominal, j'ai cru devoir signaler cette méthode à l'attention des accoucheurs.

« Je rappellerai ce fait, que dans le règne animal, un procédé semblable est employé par quelques fermiers, qui arrivent ainsi à se rendre compte du nombre d'agneaux que chaque brebis doit mettre au monde, à la fin de la gestation. »

Scanzoni (1) parle en ces termes de la *palpation* :

« On peut toujours reconnaître par le palper une des parties du fœtus à travers les parois abdominales. On pourra, de cette manière, diagnostiquer une présentation transversale quand la tête est située au dessus de l'os iliaque : les extrémités inférieures senties dans le fond de la matrice feront supposer une présentation de la tête. Une tumeur ronde, dure, volumineuse, siégeant dans le fond de l'utérus, ne pourra laisser aucun doute sur une présentation de l'extrémité pelvienne. On peut distinguer aisément la première position de la tête, de la seconde, suivant que les pieds sont à droite ou à gauche dans le fond de la matrice. Quand les parois utérines sont minces et souples, il sera souvent possible de distinguer la première position de l'extrémité pelvienne de la seconde, en sentant les apophyses épineuses de la colonne vertébrale. On affirmera

1. *Précis théorique et pratique de l'art des accouchements*, par le professeur Scanzoni, traduit de l'allemand par le docteur Paul Picard. Paris, 1859.

une première position, quand on aura senti le rachis. Mais l'absence de ce signe n'est pas une preuve qu'on a affaire à une seconde position. »

En 1862, le docteur Nivert ne donne que des indications vagues et sommaires relatives au palper dans sa thèse inaugurale.

Dans une thèse de Strasbourg soutenue en 1864 par le docteur Edmond Marchal et intitulée : *Étude du palper abdominal dans ses applications au diagnostic de la grossesse*, se trouvent des considérations générales qui ne manquent ni d'originalité, ni de valeur, un historique succinct du palper et un exposé du manuel opératoire qui montre que si l'auteur est entré dans la bonne voie, il a traversé la route sans bien voir, ou bien qu'il s'est arrêté trop tôt.

Dans l'*Atlas complémentaire de tous les traités d'accouchements* de Lenoir, Sée et Tarnier, publié en 1865 (1), M. Tarnier, par les lignes qui suivent, montre l'importance du palper et, de plus, expose simplement, mais avec précision, le manuel opératoire :

« Lorsqu'en appliquant les mains sur le ventre d'une femme enceinte, on déprime les parois utérines, on sent assez facilement différentes parties fœtales et avec un peu d'habitude on arrive assez bien à distinguer ces différentes parties. Pour obtenir de cette recherche tout ce qu'elle peut donner, il faut placer la femme sur le dos, mettre autant que possible les parois abdominales dans le relâchement, et les habituer par des pressions douces au contact des mains. Au début de cette exploration, il n'est pas rare d'être arrêté par une contraction utérine qu'il faut savoir laisser passer. Après quelques

1. Lenoir, Sée et Tarnier. Paris, 1865, p. 204 du texte.

tâtonnements, les muscles abdominaux et les parois utérines se laissent déprimer et la main qui explore la région hypogastrique peut y distinguer assez nettement une région volumineuse, dure, arrondie, qui rappelle exactement le volume et la forme de la tête d'un enfant : au-dessus d'elle on peut souvent aussi reconnaître toute la région dorsale du fœtus, et le doute se trouve circonscrit entre une présentation du sommet et une présentation de la face. »

« Une difficulté, dit encore M. Tarnier (1), pourrait arrêter les médecins peu familiers avec ce genre de recherches ; à la fin de la grossesse, surtout chez les primipares, il arrive assez souvent que la tête entière plonge dans l'excavation, et qu'elle échappe nécessairement à la main qui se bornerait à l'exploration de la région hypogastrique. Il faut dans ce cas appuyer l'extrémité des doigts au dessus du corps du pubis comme pour refouler les parois abdominales dans le petit bassin, et l'on ne tarde pas à sentir une tumeur dure et volumineuse, la tête de l'enfant qui remplit toute l'excavation. J'ai réussi des centaines de fois à arriver ainsi au diagnostic de la présentation du sommet sans causer ni douleur ni aucun accident.

« Après avoir reconnu la présentation, si l'accoucheur peut sentir de quel côté est tourné le dos de l'enfant, il arrive par le palper à la connaissance du diagnostic de la présentation et de la position. »

En 1866, dans un mémoire couronné par la Société centrale de médecine du département du Nord, M. le docteur Belin, après avoir fait un rapide historique du palper, expose ainsi le manuel opératoire :

« Pour bien reconnaître la présentation du fœtus, on pal-

1. Cazeaux, annoté par Tarnier, 8e édition, 1870, p. 300.

pera avec soin les différentes parties du globe utérin, et d'après les données de l'inspection du ventre, on portera son attention plus particulièrement sur les points qui sembleront devoir correspondre aux extrémités de l'ovoïde fœtal. La tumeur fournie par la tête est toujours la mieux dessinée ; une tumeur dure, volumineuse, régulièrement arrondie, résistante, que la main peut en quelque sorte saisir pour la porter de côté et d'autre par ûn espèce de ballottement, indique la tête.

« Une tumeur à surface plus étendue, d'une courbure plus large, d'une résistance un peu moindre que la précédente, avoisinée par de petites saillies anguleuses, mobiles (les pieds ou les genoux), correspond au siége.

« Dans les cas de présentations vicieuses du fœtus, si on vient à exercer la palpation du ventre, on trouve généralement, outre les deux tumeurs dont nous venons de parler, le fond de l'utérus dépressible ; la paroi antérieure de la matrice sera ferme, si le dos du fœtus lui correspond ; elle sera simplement résistante, si c'est le creux abdominal qui se trouve dirigé en avant.

« Le diagnostic n'est pas toujours aussi facile que nous l'établissons *a priori*. Il faut souvent apporter une grande attention pour découvrir la tête ; la première tumeur qui se trouve sous les mains correspond souvent à l'épaule, et l'on est obligé de déprimer profondément les parois abdominale et utérine, pour parvenir à bien circonscrire la tumeur arrondie, dure, formée par la tête (1). »

Dans un article publié en 1869 dans son journal, le docteur Lucas Championnière (2) dit :

1. Belin. *De la valeur du palper abdominal comme moyen de déterminer la position du fœtus et surtout de rectifier les présentations vicieuses, soit avant, soit pendant l'accouchement*, p. 3. Lille, 1866.

2. In *Journal de Lucas Championnière*, 1869, article 7,688.

« Quant à la palpation de l'abdomen, elle est en général absolument négligée, plutôt sans doute parce qu'on la croit inutile que parce qu'elle serait difficile. Du reste, les ouvrages classiques la mentionnent à peine.

« C'est par le docteur Guyon que nous avons pour la première fois entendu exposer méthodiquement les principes généraux nécessaires à ce mode d'exploration, dont voici le résumé :

« Il est bon, surtout pour commencer, de pratiquer le palper avant tout autre mode d'exploration, c'est-à-dire sans idée préconçue. Il faut tout d'abord placer la femme de telle sorte que la paroi abdominale soit dans le relâchement; éviter les efforts de la femme; c'est une bonne chose que de supprimer les oreillers, la saillie du ventre sera plus marquée. Il est toujours préférable d'appliquer les mains à nu sur le ventre; cependant on peut très-bien, surtout avec un peu d'habitude, palper sur la chemise.

« Le palper doit être fait lentement, doucement, sans efforts; il ne doit pas être douloureux.

« Les deux mains opposées l'une à l'autre sur la paroi abdominale où elles sont placées à plat, doivent explorer toutes les parties de l'utérus successivement, vers les fosses iliaques, vers le fond de l'utérus, puis doucement plonger en quelque sorte dans la cavité du bassin, etc. »

D'après M. Lucas, le dos et la tête seraient les parties les plus difficiles à reconnaître.

Schrœder (1) décrit ainsi le palper :

« L'exploration externe, le palper, nous permet de tirer des conclusions extrêmement importantes pour la présentation

1. Carl Schrœder. *Manuel d'accouchements*, traduit par le docteur Charpentier. Paris, 1875, p. 116.

fœtale. Tout d'abord, on a à s'assurer si l'on a affaire à une présentation longitudinale. Pour cela, on se place d'un côté du lit, on applique de haut en bas les deux mains sur la partie inférieure du bas-ventre de la femme, de telle sorte que la pointe des doigts soit dirigée vers la symphyse, le talon de la main vers l'ombilic.

« Par de petits mouvements de percussion, on peut alors reconnaître si une grosse partie mobile se présente au-dessus du détroit supérieur. Si c'est le cas, on a une sensation très-nette de ballottement. Cette sensation se transmet encore plus facilement à l'une des mains, si la partie se trouve un peu déviée vers l'un des côtés. Si cette grosse partie se trouve fixée sur le détroit supérieur, on peut encore facilement la sentir à travers la paroi inféricure du segment utérin. Cela est beaucoup plus difficile si elle est en grande partie ou tout à fait engagée dans le petit bassin. Ce que l'on peut alors constater, c'est que l'on ne peut pas pénétrer profondément entre la symphyse et le segment inférieur de l'utérus, mais que la tumeur que l'on sent se prolonge dans le petit bassin.

« Il est clair que dans ce cas le toucher donnera des résultats très-importants. Pour s'orienter sur la façon dont les autres grosses parties se présentent, on se place sur un des côtés du lit, on applique la main à plat sur le bas-ventre, de façon que la pointe des doigts soit dirigée vers le sternum, et l'on cherche alors à déterminer vers le fond la sensation de ballottement par de courts mouvements de percussion. De cette façon, on réussit facilement à reconnaître aussi la grosse partie qui se trouve située vers le haut.

« Lorsqu'on a constaté la présentation longitudinale, on se demande si l'on a affaire à une présentation céphalique ou pelvienne.

« La présentation céphalique se distingue de la pelvienne en ce que la première donne une sensation plus dure, ce qui rend le ballottement plus clair, plus facile. De plus, la tête est plus grosse et donne une sensation moindre de convexité. La présence des membres à côté de la partie en question peut quelquefois contribuer au diagnostic ; ces parties se trouvent immédiatement appliquées contre le siége, tandis que lorsque c'est la tête, on sent d'abord la dépression du cou, et seulement alors la présence de petites parties. (Fassbender fait en outre remarquer que dans les présentations pelviennes ou transversales on peut quelquefois, et dans certaines circonstances favorables, sentir au travers des téguments abdominaux le craquement parcheminé que présentent assez souvent les os du crâne, et qu'ainsi le siége et le crâne se reconnaissent sûrement.) Quelquefois, en particulier lorsque l'enfant est petit, le siége est remarquablement petit et pointu, si bien qu'on peut le confondre avec les petites parties fœtales. Il s'en distingue pourtant par le ballottement que les petites parties ne présentent jamais.

« La question de savoir si l'on a affaire à une première ou à une deuxième position n'est pas, en général, difficile à résoudre. Il faut palper avec soin la grosse extrémité qui est située en haut, et, sans se laisser pourtant entraîner, par sa situation prise absolument par rapport au ventre, à aucune conclusion prématurée, il faut rechercher exactement de quel côté de cette grosse partie on sent de petites parties fœtales. Il peut arriver, notamment lorsque l'utérus est fortement incliné vers un de ses côtés, que, par exemple, on pourra sentir la grosse partie dans le côté droit du ventre, de sorte que l'on serait tenté de croire à une deuxième position, tandis qu'une palpation exacte ne permettra de trouver à gauche aucune petite partie, et qu'au contraire on les sentira à droite, à côté de cette grosse partie fœtale, et que l'on pourra ainsi s'assurer que l'on a affaire à une première position. Il peut être difficile de sentir les petites parties fœtales si le dos se trouve à peu près directement en avant, et l'on peut, dans ces cas, lorsque la tête n'est pas solidement fixée dans le bassin, assez souvent porter le dos tantôt à droite tantôt à gauche. Il est une cause qui peut très-facilement faire commettre un diagnostic faux pour la position, et qui peut faire croire à la présence de petites parties fœtales, c'est l'existence de petits fibromes, surtout lorsqu'ils sont interstitiels, car ils donnent d'une façon frappante la sensation de parties fœtales. »

J'extrais ce qui suit d'une leçon professée par le docteur J. Chadwick et publiée dans *the American Practitioner*, novembre 1876 (1) :

« Vos livres relatent les divers signes de la grossesse acceptés par les accoucheurs français, anglais et américains ; je ne m'attacherai donc qu'à vous montrer les avantages du palper abdominal : cette méthode, pratiquée en Allemagne, est encore partout ailleurs inconnue ou mal appréciée.

« Le palper abdominal détermine le volume, la consistance, la forme et la position de l'utérus ; la grosseur du fœtus, ses mouvements spontanés, et la présentation à laquelle on a affaire ; il aide encore à reconnaître la présence d'un ou de deux fœtus, et aussi celle d'une tumeur pelvienne ou abdominale, la transmission du pouls aortique, la plénitude ou la vacuité de la vessie, et, jusqu'à un certain point, l'existence d'un *placenta previa*.

1. *Leçon clinique sur la valeur du palper abdominal au point de vue du diagnostic de la grossesse*, par James R. Chadwick, membre de la Société américaine de gynécologie. In *the American Practitioner*. Novembre 1876.

« Pour subir cet examen, la femme doit être couchée sur le dos, la tête appuyée et les jambes fléchies, afin d'amener le relâchement des muscles et des téguments abdominaux.

« Placé à la droite de la femme, le médecin applique ses mains sur l'abdomen et les y promène, tout en les accommodant aux inégalités que détermine la pression qu'il exerce ; il prend ainsi connaissance de la configuration des parties. Ce qui réussit le mieux, c'est un mouvement général de glissement, les mains presqu'à plat sur l'abdomen, pendant lequel la pression n'est pas exercée d'une manière constante dans chaque endroit. On étend et on fléchit alternativement le poignet et les articulations métacarpo-phalangiennes.

« Pendant cet emps, les mains parcourent la surface abdominale, dont elles est explorent ensemble un côté après l'autre, ou bien elles se placent chacune d'un autre côté; dans le dernier cas, l'une d'elles immobilise l'utérus et le fœtus dont l'autre reconnaît les saillies et la forme. C'est là un procédé très-pratique quand le contenu de l'abdomen est bien mobile. S'agit-il de s'assurer de la consistance et de la mobilité (ainsi que du ballottement) des parties sous-jacentes, il faut poser le bout des doigts, *tout d'abord*, presque perpendiculairement sur la paroi de l'abdomen; *puis* les enfoncer avec force de manière à arriver sur les parties situées au-dessous. Comme c'est à une poussée plutôt qu'à un choc qu'on doit avoir recours, c'est du coude que l'on doit agir, en immobilisant les poignets et les mains légèrement fléchies. Pour reconnaître la présentation, il y a deux autres méthodes usuelles. Dans la première, l'accoucheur pose la main droite, la paume en bas et le pouce en abduction, sur l'abdomen, immédiatement au-dessus de la symphyse du pubis. Le pouce correspond au milieu du ligament de Poupart du côté gauche, et les doigts sont placés au même niveau du côté opposé; c'est à l'annulaire et à l'auriculaire qu'incombe la plus forte besogne. Cela étant fait, on enfonce le pouce et les doigts dans l'admonen, tout en les rapprochant de manière à embrasser la partie fœtale qui se présente. Les caractères distinctifs de la présentation de la tête ou du siége sont reconnus par un mouvement de brusque rapprochement du pouce avec les doigts.

« La seconde méthode de palper, appliquée au diagnostic de la présentation, consiste à poser les deux mains à plat, chacune d'un côté de l'abdomen, en dirigeant les extrémités des doigts en bas de manière à les faire répondre au milieu du ligament de Poupart de chaque côté. On enfonce les doigts en bas et en dedans dans la cavité pelvienne jusqu'à ce qu'ils rencontrent la partie qui se présente, et la saisissent entre eux. Il est préférable de n'employer cette méthode que si la précédente donne des résultats incertains ou négatifs; elle est légèrement douloureuse, mais permet à l'accoucheur d'explorer la profondeur de l'abdomen et par conséquent d'atteindre la tête, alors que, trop profondément située, elle n'est pas accessible en employant le premier procédé. Il n'est pas sans importance de se conformer entièrement aux règles données ci-dessus, car les infractions pourraient, non-seulement être la cause de douleurs pour la femme, mais encore déterminer les contractions réflexes des muscles de l'abdomen ou de la paroi utérine et faire ainsi manquer le but.

« Les deux plus grosses extrémités du fœtus replié sur lui-même dans l'utérus, la tête et le siége, sont reconnaissables aux reliefs arrondis que toutes deux présentent. La tête donne au palper la sensation d'un corps rond et dur, entièrement dépourvu de saillies et de proéminences, plus mobile que le siége et plus ou moins isolé des parties connexes, à cause du rétrécissement du cou. Quand la tête est très-mobile, l'un de ses caractères distinctifs est le ballottement ou choc en retour de la tête contre les doigts de l'explorateur, succédant à une brusque impulsion.

« Le choc que reçoit la main dans ce cas est particulier et caractéristique, semblable à celui que donne une balle solide flottant dans un liquide ; il est plus soudain et plus fort que celui du siége. La tête, se balançant à l'extrémité du corps grâce à la flexibilité de la nuque, ne décrit qu'un arc de cercle d'un faible rayon, tandis que le siége, ainsi repoussé, décrit un arc d'un rayon plus grand, et se trouve retenu par l'inflexibilité et l'inertie du corps et par la plus grande étendue de sa surface donnant plus de prise à la résistance du liquide.

« La consistance différente de ces deux parties (tête et siége) sert encore à les distinguer l'une de l'autre : la tête est dure et osseuse et le siége mou et charnu.

« A mesure que le volume de la tête augmente, son ballottement devient moins sensible ; mais comme l'ossification est graduelle, de même que le développement du fœtus, ce que la tête perd en mobilité, elle le gagne en dureté.

« Le siége se reconnaît à sa continuité avec le dos, à son relief arrondi et dépouvu de symétrie, mais un peu pointu, à cause des tubérosités de l'ischion, à son peu de dureté et à la lenteur avec laquelle il rebondit après avoir reçu un choc (ballottement).

« On distingue le dos à la surface allongée, résistante sans interruption, qu'il offre au palper. On peut, paraît-il, sentir quelquefois les apophyses épineuses des vertèbres ; si le cas se présente, il est très-rare. Les petites extrémités du fœtus, membres inférieurs et supérieurs, donnent ordinairement la sensation de corps peu volumineux, de forme irrégulière, que les mains repoussent facilement, qui changent souvent spontanément de position et donnent des chocs à la main de l'explorateur.

« Après avoir constaté la situation longitudinale ou transversale du fœtus, la période de la grossesse, il s'agit de statuer sur la présentation.

« La tête, qu'on doit rechercher d'abord, se rencontre ordinairement au-dessus de la symphyse pubienne ; elle est quelquefois inclinée de côté, surtout quand la grossesse n'est pas encore à terme, et qu'elle n'est point enfoncée dans le bassin par la pression du fond de l'utérus sur le siége.

« Le siége doit se rencontrer à l'extrémité du diamètre vertical, opposée à celle où se trouve la tête.

« La partie qui se présente, tête ou siége, peut être située au-dessus du niveau de l'excavation, mobile et accessible au palper, ou elle peut être descendue dans l'excavation, plus ou moins fixée selon la profondeur à laquelle elle se trouve et son volume par rapport à la dimension du bassin. Dans le dernier cas, on peut sentir la tête, ou la nuque seulement, qu'il est facile de reconnaître à ce qu'elle est trop petite pour être confondue avec la tête ou le siége ; c'est surtout quand la tête est profondément située qu'il est utile d'employer les deux mains pour pratiquer le palper.

« Quand le siége est descendu dans l'excavation, la partie sensible à la main, si elle est formée, comme c'est la règle, par la partie inférieure du corps et peut-être par les jambes, est aussi volumineuse et souvent plus que le siége lui-même.

« Le dos répond au côté droit, ou au côté gauche de la mère ; sa surface lisse et sans inégalités n'est pas toujours bien perceptible au palper ; on le reconnaît surtout à la grande résistance qu'il communique à la moitié latérale de l'abdomen où il se trouve placé. Il faut, par une pression douce et profonde, chercher les jambes dans la moitié latérale opposée.

« *Positions transversales*. Dans ces positions, la tête et le siége sont placés chacun dans un segment opposé de l'abdomen ; il est nécessaire de se rendre compte si le dos regarde en avant ou en arrière.

« Quand un bras ou une jambe se présente, il est impossible de le reconnaître, à cause de la petitesse de ces parties, inaccessibles au palper. Tous les signes de la présentation du fœtus ne peuvent être décelés dans chaque cas ; mais on en constate toujours assez, pour être en état de fixer la position et la présentation reconnues dans la classification adoptée. »

Pour Otto Spiegelberg (1) :

« *La palpation se fait de la façon suivante:* On se place à côté de la femme couchée horizontalement, les mains sont posées à plat sur le ventre à nu ou recouvert de la chemise seulement, les doigts doivent être rapprochés les uns des autres, et exercer une pression douce mais continue, pour se rendre compte du développement du ventre et de ce qu'il contient. Quand on a ainsi reconnu l'utérus et le fœtus qu'il renferme, on place les deux mains *sur les côtés* de la matrice pour en apprécier exactement le contour, sa forme, sa mobilité, la tension de ses parois et son contenu. On pose ensuite les mains *sur la partie supérieure* de la matrice, les doigts dirigés vers le bassin; ce n'est qu'après avoir suffisamment exploré dans cette région qu'on change de position et qu'on applique les mains directement au-dessus du bassin sur la partie inférieure de l'utérus, les doigts dirigés vers le fond.

(1) Otto Spiegelberg. *Lehrbuch der Geburtshülfe*, etc., 1877. T. I, p. 140.

On explorera toujours avec la main posée à plat et les doigts rapprochés les uns des autres sans enfoncer les extrémités des doigts dans les parties molles ; si on veut apprécier plus exactement un point précis ou une partie plus étendue, on la fixera avec la paume de la main et on l'appréciera avec les extrémités des doigts, pendant que la paume de la main et le bout des doigts s'entr'aident mutuellement. De même une main vient ici en aide à l'autre, en pressant alternativement avec l'une ou l'autre sur les parois dépressibles pour fournir un point d'appui à la surface mobile que l'autre main explore. C'est ainsi qu'on réussit à avoir des notions précises sur le fœtus et les parties de son corps, leur grosseur, forme, présentation, position, mobilité et mouvements. Le déplacement d'une grande partie fœtale entre les deux mains s'appelle ballottement.

« Il ne faut pas être trop pusillanime ; une palpation et une pression énergiques, si elles sont continues, sont moins pénibles qu'une palpation superficielle, incertaine et prolongée. En détournant l'attention de la femme et en lui faisant faire de profondes inspirations, on parvient avec une pression continue à vaincre le plus souvent les résistances des parois. Ce n'est que quand celles-ci sont très-épaisses et qu'il y a un développement mécanique considérable que la palpation est réellement gênée.

« Par *la palpation externe* on cherche d'abord les deux extrémités du cylindre fœtal : la tête et le siége. La tête est représentée par un corps rond, dur, assez régulièrement arrondi et n'offrant aucune saillie particulière, il est plus mobile que le siége, et, en raison de la présence du cou qui la réunit aux parties voisines, il peut être plus facilement isolé. En conséquence, elle ballotte nettement comme une boule dans du liquide, beaucoup plus nettement que le siége qui, réuni au tronc par une région large, n'est guère mobile. Le ballottement est plus distinct dans les premiers mois où la tête est volumineuse relativement, que dans les derniers ; c'est alors la plus grande dureté de la tête qui la caractérise. Quelquefois on sent à travers les parois abdominales les os du crâne qui craquent ou produisent un bruit semblable à celui qu'on obtient lorsqu'on déprime un morceau de parchemin ; ce signe est particulièrement important dans les cas douteux. Parfois on reconnaît encore la tête à la forme en pointe et facilement accessible de la région occipitale. Le siége peut être reconnu à ce qu'il se continue directement avec le dos par une surface large ; sa forme est peu régulière ; sa dureté, peu considérable ; son ballottement, peu net, et on sent que des petites extrémités sont appliquées contre lui. On reconnaît le dos parce qu'il offre à la main une surface longue, large et régulière ; parfois aussi on peut sentir sa charpente osseuse. Les membres sont constitués par des corps petits, irréguliers qui se laissent facilement repousser et qui peuvent aussi changer spontanément de situation et de direction.

« A l'aide de cet examen, on doit d'abord s'assurer si on a une situation longitudinale ou transversale du fœtus, et dans le premier cas s'il y a une présentation du sommet ou du siége. Dans ce but, on doit d'abord chercher la tête. On la trouve habituellement sur le détroit supérieur, rarement au niveau du fond de l'utérus. On cherche naturellement le siége dans le segment opposé de l'utérus. L'extrémité de l'œuf qui est dirigée en bas est-elle mobile au-dessus du bassin et de la sorte facilement accessible, ou bien s'est-elle déjà enfoncée dans l'excavation et est-elle en conséquence fixée? Dans ce dernier cas on peut encore la sentir lorsque les parois abdominales sont très-souples, quelquefois on peut reconnaître les épaules qui se trouvent au-dessus du bassin et on peut ainsi faire le diagnostic ; en tous cas, la palpation vaginale apportera alors des éclaircissements, car dans les faits de ce genre la partie qui se présente est très-facilement accessible par le vagin. Si on trouve que le détroit supérieur est occupé par une grosse partie et que le fond de l'utérus est vide, à moins que la présence d'une grande quantité d'eau ne soit la cause qu'on ne trouve rien au niveau du fond de l'utérus, il y a très-probablement une présentation transversale.

« La largeur le plus souvent très-notable de l'utérus parlera encore en faveur de cette présentation ; une palpation attentive montre alors quo la tête et le siége sont placés l'une d'un côté du ventre, l'autre du côté opposé ; l'une des extrémités du fœtus est située plus en haut, et l'autre plus en bas.

« Si la présentation est reconnue, on n'a aucune difficulté à fixer la position et à dire tout au moins si on a la première ou la seconde — c'est le dos qui pour cela joue le rôle le plus important : il présente une surface large, et cette surface offre toujours, du côté vers lequel elle est dirigée, une résistance plus considérable à la palpation. Du côté opposé au dos se trouvent les petites extrémités : cette situation des petites extrémités ne peut permettre d'apprécier la position que si elles sont nettement dirigées vers le côté, ce qui n'est pas toujours le cas. »

M. le docteur Eug. Hubert (1), dans une leçon faite sur le palper, s'exprime en ces termes :

« L'idée de porter la main sur le ventre de la femme enceinte pour reconnaître le contenu à travers ses enveloppes a dû se

1. *Journal des sciences médicales de Louvain*. Décembre 1877, p. 595.

présenter dans tous les temps, et cependant dans les traités classiques les plus récents (celui de Schroeder (1) excepté), c'est à peine si l'on trouve l'indication d'une exploration que mon père enseignait à ses élèves dès 1837 et sur l'importance de laquelle, en 1843, il essayait d'attirer par ses écrits l'attention des praticiens (2).

« Dans un article intitulé : *De la valeur des signes fournis par l'auscultation*, etc. (*Encyclogr. des sc. méd.*, Décem. 1842, p. 458, et Fév. 1843, p. 76.), MM. Devilliers fils et Chailly ont montré qu'ils connaissaient aussi le palper abdominal, mais ils estimaient que « seul il ne peut servir de moyen diagnostic certain, que dans des circonstances rares. » En 1855, M. Matteï s'efforça de faire entrer dans la pratique un mode d'exploration qui peut rendre des services aussi importants que le toucher lui-même. M. Danyau, en 1852 (Thèse de M. Nivert), et M. Guyon, en 1869 (Journ. de J. Lucas-Championnière), se sont occupés du palper abdominal et cependant le palper paraît avoir si peu conquis le droit de cité à Paris, qu'on l'y invente encore tous les jours.

« Pour M. Verrier, « le palper se borne à circonscrire « l'organe pour juger, par son élévation, de l'époque de la « grossesse »... et aussi à constater le ballottement.

« Joulin reconnaît son importance et recommande aux élèves de s'y exercer, mais cette exploration si importante, il ne la décrit que d'une manière incomplète et insuffisante.

« Nægele et Grenser ne parlent que des conditions dans lesquelles il est difficile ou impossible de palper le ventre et ne donnent pas la « description détaillée des différentes manœuvres », parce que « elle prendrait trop de place. »

1. Traduction de M. Chantreuil. Paris 1875, p. 116.
2. *Encyclog. des sciences méd.* (Juill., p. 109, et août, p. 71.)

« Depaul écrit (1): « Il est bien entendu que pour poser un diagnostic précis... il faut que la malade présente les conditions les plus favorables, c'est-à-dire que la paroi abdominale soit mince, dépressible, etc. Quant à savoir si la tête est fléchie ou défléchie, le palper est muet... Pour la détermination des positions, le palper *peut être* mis à contribution ; c'est un moyen qui ne conduit qu'à des *probabilités*, le toucher seul permet d'affirmer le diagnostic. » Et plus loin, parlant de la version par manœuvres extérieures, le professeur de l'hôpital des cliniques ajoute : « Cette opération réussit rarement, car il est difficile de trouver réunies chez une même femme, les conditions favorables du côté de la mère et de l'enfant » (p. 25). En vérité, ces lignes semblent dater de l'autre siècle !

« Le palper nous sert à constater avec précision : le degré de *développement* de la matrice, sa *situation*, sa *forme ;* la *nature de son contenu*, la *présence*, la *vie*, le mode de *présentation* et même la *position* du fœtus.

« Pour le pratiquer nous faisons coucher la femme sur le dos et, pour que les parois abdominales soient bien relâchées, nous faisons relever un peu le thorax et fléchir les cuisses sur le bassin.

« Supposons d'abord qu'il faille reconnaître une grossesse douteuse, de 2, 3 ou 4 mois. On fera l'exploration le matin et la femme étant à jeun parce qu'elle a alors le ventre plus plat et plus souple. Après l'avoir fait uriner, on applique les doigts des deux mains immédiatement au-dessus du pubis et on les enfonce graduellement et doucement, pour ne pas provoquer de douleur ou la contraction des muscles abdominaux, aussi profondément qu'on le peut. L'utérus atteint, on le suit de

1. *Leçons cliniques*, 1872.

bas en haut. Lorsqu'on arrive au fond de viscère, les doigts n'éprouvent plus la résistance que leur opposait l'organe et, s'enfonçant plus profondément, ils peuvent le circonscrire assez exactement en haut et sur les côtés. Il faut surtout s'attacher à bien reconnaître la *résistance* et la *forme arrondie* et *lisse* du fond de la matrice. Dans le doute, on laisse la main gauche en place et de la droite on percute pour s'assurer de la matité, ou bien on va à la recherche du col de l'utérus. La main gauche déprimant alors de haut en bas, ou la droite soulevant la matrice, on s'assure si le mouvement se communique d'une main à l'autre. Ce mode d'exploration, surtout chez les femmes maigres, permet le plus souvent de constater le développement de la matrice à une époque encore peu avancée de la grossesse et parfois même de déterminer ses dimensions à l'état de vacuité.

« La fermeté de l'utérus varie plus ou moins selon les sujets et, chez un même sujet, d'un instant à l'autre, de sorte qu'on est parfois tout étonné de sentir l'organe se durcir et se dessiner très-nettement sous la main, lorsqu'un moment auparavant on doutait encore si c'était bien lui qu'on touchait. C'est un motif de prolonger l'exploration ou pour y revenir à diverses reprises. Ce caractère a une grande valeur; il est dû à des contractions indolores et il n'y a que l'utérus, ou certain kyste contenant un fœtus extra-utérin, qui puisse le présenter.

« Lorsque la grossesse est plus avancée, l'utérus est naturellement plus gros, et son fond, plus élevé, est en même temps un peu dévié. En général, aussi tout l'organe est un peu moins ferme sous la main et moins nettement circonscrit. On le distingue plus nettement sur la ligne blanche où la paroi abdominale est la plus mince et la plus dépressible. Il faut avoir soin de refouler les anses intestinales qui auraient pu s'interposer entre la paroi abdominale et lui.

« Lorsqu'on a bien reconnu le fond de la matrice, on porte alternativement les doigts à droite et à gauche, en procédant de haut en bas pour reconnaître les bords du viscère qu'on longe, *sans discontinuité,* jusqu'à l'entrée du petit bassin.

« En confrontant les données de la palpation avec celles de la percussion, on arrive à déterminer très-exactement la situation, la forme et les dimensions de l'utérus. Dans les quatre premiers mois, il se trouve généralement sur la ligne médiane et sa forme est sphéroïdale. Plus tard il se dévie, de sorte que les 2/3 de sa largeur environ sont d'un côté, le plus souvent à droite, et il prend la forme d'un ovoïde à grosse extrémité supérieure.

« Le volume et la forme de l'utérus dépendant de son contenu, il est évident que la grossesse gémellaire, l'hydramnios, les positions vicieuses du fœtus modifieront la forme ordinaire pour lui en faire prendre d'inaccoutumées.

« Ce n'est guère que vers cinq mois que le fœtus est assez développé pour qu'on puisse nettement le distinguer à travers les parois utérines assouplies. Plus tôt on peut comparer la matrice à une vessie en caoutchouc dont l'épaisseur et la résistance ne permettent que de *soupçonner* les solides et les liquides contenus. Mais bientôt cette vessie s'assouplit, se dilate et offre sous la main une *résistance particulière,* une *fluctuation sourde* qu'il est facile de reconnaître avec un peu d'habitude.

« Cette fluctuation obscure est d'abord générale. Plus tard, en déprimant les parois et en cherchant en différents points, on rencontre quelque partie dure, fuyant et revenant sous la main, et offrant ainsi un ballottement analogue à celui qu'on perçoit par le vagin.

« La grossesse faisant de nouveaux progrès, les parties fœtales deviennent plus volumineuses, moins mobiles et, par conséquent, plus accessibles et plus faciles à reconnaître. Ici, elles sont déjà appliquées contre la paroi utérine; là elles en sont encore séparées par une couche de liquide qu'il faut déprimer pour les sentir. Longtemps encore elles peuvent se déplacer sous la main ou se déplacer spontanément, de sorte qu'on les trouve tantôt dans un point, tantôt dans un autre et que parfois même on peut suivre leur migration. Plus tard elles prennent plus de fixité : le *dos* s'applique contre une paroi et se reconnaît à une surface allongée, ferme et qui aboutit de part et d'autre à deux grosses tumeurs arrondies. A l'opposite du dos, la matrice est plus molle, plus fluctuante, et en la déprimant on rencontre les saillies angulaires et mobiles des membres repliés, les genoux et les pieds surtout.

« La *tête* forme une tumeur arrondie, volumineuse, lisse, d'une dureté osseuse. Lorsqu'elle est en rapport avec le détroit supérieur, nous recommandons de placer le bord cubital de chaque main dans le pli de l'aine et de déprimer alors doucement des doigts la paroi abdominale : rien de plus facile alors que de la reconnaître : on la tient dans les mains.

« Le *siége* forme aussi une tumeur arrondie, volumineuse, lisse et dure, et rien ne ressemble à la tête comme le derrière de l'enfant. On distinguera l'une de l'autre par comparaison : les dimensions et la consistance du siége sont un peu moindres que celles du crâne, et puis on rencontre habituellement les talons dans le voisinage des fesses.

« Les *talons* forment de petites tumeurs anguleuses, très-mobiles; les *genoux* sont plus gros et ont plus de fixité; les *coudes* se rencontrent rarement. Le dos échappe au palper lorsqu'il est tourné en arrière, mais dans ce cas les membres sont en avant et tombent sous la main.

« Le dos, la tête et le siége reconnus, la présentation du fœtus est déterminée, mais sa position ne l'est pas encore. En effet, le dos et le siége ont la même situation dans la position occipito-cotyloïdienne gauche du sommet que dans la mento-postérieure droite de la face. Lorsque la tête se présente fléchie, la nuque forme une ligne droite et les doigts peuvent suivre, sans *interruption*, la longue surface qui s'étend des fesses à l'occiput. La tête se présente-t-elle par le menton? l'occiput est renversé sur le dos, le crâne est séparé du tronc comme par un coup de hache, et pour aller de l'un à l'autre, les doigts tombent dans une dépression profonde. Enfin il n'est pas jusqu'au placenta qu'une main exercée ne puisse, dans certaines conditions, arriver à distinguer.

« Le palper n'est pas également facile chez tous les sujets.

« Chez certaines pluripares on arrive à reconnaître aussi clairement les parties fœtales que si elles n'étaient recouvertes que d'un linge. Chez les primipares aux parois abdominales et utérines épaisses et fermes, les sensations recueillies par le tact sont moins évidentes sans doute, mais avec un peu d'habitude ou de persévérance et d'attention, on n'en arrive pas moins toujours à déterminer avec précision les rapports du contenu avec le contenant. Les circonstances tout à fait exceptionnelles qui peuvent empêcher le palper ou lui ôter de sa précision, sont certaines tumeurs du ventre, la péritonite, l'hydramnios et le spasme ou la rétraction de la matrice, surtout après l'écoulement des eaux.

« A propos du diagnostic des grossesses gémellaires et des diverses présentations du fœtus, nous entrerons dans les détails d'une exploration à laquelle, en raison des services qu'elle peut rendre, nous attachons la plus grande importance. »

REVUE CRITIQUE DE L'HISTORIQUE DU PALPER

Ainsi qu'on a pu s'en convaincre en lisant les pièces justificatives qui précèdent, dans toute cette longue période qui s'étend depuis Hippocrate jusqu'au XVIIe siècle, on ne trouve dans les auteurs aucune indication relative au palper. Mercurius Scipio, médecin italien, en fait mention le premier, en 1601, comme moyen de diagnostiquer la bonne ou la mauvaise présentation du fœtus.

Cette idée lumineuse s'éteint bientôt sans laisser de trace, et tout le XVIIe siècle s'écoule sans que les accoucheurs d'alors, pourtant si célèbres, s'en occupent.

En 1721, Dionis reprend cette idée, ou plutôt l'exhume, et parle du palper abdominal comme moyen de diagnostiquer les grossesses gémellaires. Puis nouveau silence.

En 1752, Rœderer le premier considère le palper abdominal (l'attouchement) comme pouvant éclairer le diagnostic de la grossesse, et précise le manuel opératoire. Il fut suivi bientôt dans cette voie par Smellie, Baudelocque, etc., et depuis cette époque, tous les auteurs consacrent, dans le chapitre relatif au diagnostic de la grossesse, un nombre plus ou moins considérable de lignes à l'exploration externe, comme pouvant donner la notion de présence du fœtus, et, de plus, des notions concernant le volume, la situation et la direction de l'utérus.

Vers le commencement du XIXe siècle, Wigand, Schmitt, indiquent les ressources que l'art obstétrical peut retirer du palper, et décrivent le manuel opératoire à suivre pour diagnostiquer les présentations et les positions. Mais, il faut le dire, leur manière d'explorer la cavité abdominale n'était que rudimentaire.

Depuis ce moment, les accoucheurs allemands se sont tous occupés de ce mode d'examen en modifiant, précisant la manière de le pratiquer, de sorte que, progressivement, s'est formée une méthode, que l'on trouve exposée dans les traités classiques allemands (voy. Schrœder et Otto Spiegelberg), aussi bien que dans les travaux de G. Murray et de J. Chadwick, qui, tous deux, n'ont fait que décrire ce qu'on leur enseignait dans les facultés allemandes.

En Belgique, un homme qui, sur tant de points, a fait progresser l'obstétrique, Hubert de Louvain, ignorant les préceptes de Wigand, reconnaît, dès le début de sa carrière, combien le palper est important. Dès 1837, il l'enseigne à ses élèves, et à partir de cette époque tous ses écrits témoignent de la connaissance profonde qu'il possédait touchant l'application de ce procédé (1). Sa méthode est exposée par son fils, le professeur Eug. Hubert, dans l'article que j'ai cité, et elle n'est en rien inférieure à la méthode allemande.

En France, quoi qu'en pensent certains accoucheurs allemands, quoi qu'en dise J. Chadwick, quelques accoucheurs se sont occupés du palper.

Stoltz, Velpeau, Lécorché-Colombe, Chailly, Devilliers, sans faire du palper une étude spéciale, sans avoir rien publié se rapportant exclusivement à ce procédé d'exploration, ne le méconnaissaient pas cependant. Le passage que j'ai cité du

1. Hubert: *Quelques faits suivis de réflexions sur les présentations vicieuses du fœtus et sur la possibilité de les corriger par des manipulations extérieures.* In *Annales de gynécologie*, sept. 1843, et *Encyclog. des sciences médicales*, juillet et août 1843, et in *Annales médicales de la Flandre occidentale*, 1855.

mémoire de Chailly et Devilliers (voy. page 65) le prouve suffisamment.

Mais les deux travaux qui parurent en 1855 et 1857 : l'*Essai sur l'accouchement physiologique* de Matteï, la traduction du mémoire de Wigand par le professeur Herrgott, attirèrent de nouveau, et plus qu'on ne l'avait fait jusqu'alors, l'attention des accoucheurs sur le palper. J'ai hâte de dire que personne n'avait poussé encore aussi loin que Matteï l'étude de l'exploration externe. Certainement je suis loin d'adopter toutes ses conclusions, de reconnaître pour vraies toutes ses déductions (1), mais je suis heureux de lui rendre justice quant à ce qui concerne le palper. Il l'a beaucoup pratiqué, il l'a décrit avec détails, on sent l'auteur plein de son sujet, trop plein même; il a fait profiter toute une génération d'accoucheurs de sa méthode, et je ne puis me rendre compte de l'accueil si peu empressé que reçut son travail.

Les travaux de Marchal, de Belin, montrent que le palper était connu à la faculté de Strasbourg, et qu'on l'employait avec quelque méthode.

A Paris, MM. Guyon et Tarnier, dès 1862, laissant de côté les exagérations de Matteï et pénétrés de l'importance de ce mode d'exploration, le mirent en usage dans leurs services et l'enseignèrent à leurs élèves. L'article de Lucas Championnière (voy. page 82) nous donne la méthode résumée de M. Guyon.

Quant à celle de M. Tarnier, elle est exposée dans l'atlas de Lenoir, Sée et Tarnier (voy. page 80) et dans Cazeaux, et, de plus, mise en pratique par lui à la Maternité.

Je dois à cet excellent maître de dire bien haut que c'est

1. Ainsi M. Matteï prétend que pendant la grossesse la présentation du tronc n'existe pas (voir p. 133), que la tête ne s'engage dans le petit bassin que quand celui-ci est très-large ou que le travail est très-avancé (p. 150); etc.

grâce à lui que j'ai fait du palper une étude spéciale ; c'est d'après ses conseils que depuis 1873 j'ai passé chaque jour de longues heures à pratiquer chez les femmes enceintes l'exploration externe, et que j'ai pu me convaincre combien cette étude est fructueuse. Il m'a semblé, de plus, que la méthode devait et pouvait être simplifiée, et qu'à cette condition seulement, alors qu'elle reposerait sur des principes rationnels et précis, elle se vulgariserait rapidement en donnant les résultats si précieux qu'on est en droit d'attendre d'elle. C'est cette méthode que j'ai déjà exposée très-brièvement dans un mémoire lu à la Société de chirurgie en 1876.

DU PALPER ABDOMINAL AU POINT DE VUE DU DIAGNOSTIC DE LA GROSSESSE.

Depuis que Rœderer (1) a attiré l'attention des accoucheurs sur le palper abdominal, en démontrant les précieux avantages qu'on peut en retirer au point de vue du *diagnostic de la grossesse*, presque tous les auteurs ont mentionné ce procédé d'exploration ; mais, il faut bien le dire, le toucher vaginal et l'auscultation seuls sont décrits par eux d'une façon complète.

Sans vouloir en aucune façon atténuer les résultats si précis qu'on obtient à l'aide de ces deux procédés d'exploration appliqués au diagnostic de la grossesse, je pense que l'exploration externe, pouvant bien souvent aussi rendre de grands services, doit être décrite avec plus de détails qu'on en rencontre dans nos meilleurs traités classiques.

Appliqué au diagnostic de la grossesse, le palper doit avoir pour but de rechercher la présence d'une tumeur dans la cavité abdominale, et, de plus, de faire connaître la nature de son contenu.

RECHERCHE DE L'UTÉRUS PAR LE PALPER.

Il est absolument nécessaire, avant de pratiquer l'exploration, de faire vider la vessie et le rectum.

1. Rœderer, *Éléments de l'art des accouchements.* Page 74, traduction Paris, 1765.

La femme étant couchée et ayant l'attitude décrite page 112, après avoir apprécié l'épaisseur, le degré de tension et de sensibilité de la paroi, on doit rechercher la présence de la tumeur. Il est bien entendu que la percussion rend d'immenses services à ce moment, mais je ne m'occupe pas de ce procédé d'exploration. Dans quelques cas, le volume de la tumeur étant considérable, elle vient s'offrir à la main, et il ne reste plus qu'à en apprécier le contour, la consistance, etc.

C'est ce qui existe quand la grossesse est très-avancée ou que le néoplasme est très-développé.

Quand, au contraire, la tumeur d'un volume moindre siége dans la région hypogastrique, se cachant en quelque sorte dans le petit bassin, sa recherche peut être entourée de quelques difficultés. Il est bon de recommander à la femme de respirer largement en même temps qu'on exerce une pression à l'aide des deux mains appliquées à plat sur la paroi abdominale. La pression étant continue, à chaque expiration on gagnera quelque chose, et on arrive alors avec assez de facilité à explorer le grand bassin et l'aire du détroit supérieur.

Quelquefois, les mains appliquées ainsi pénètrent assez profondément pour qu'on puisse sentir l'angle sacro-vertébral, qu'on pourrait prendre, si l'on n'était prévenu, pour une tumeur pathologique. J'ai été témoin pendant mon internat, dans le service de mon excellent maître le docteur Woillez, d'une erreur de diagnostic semblable.

Une tumeur étant reconnue, quelle est sa nature? Est-il possible, rien qu'en palpant la tumeur et sans connaître la nature de son contenu, d'affirmer que c'est l'utérus?

Malgré l'affirmation de certains auteurs, je pense que non, et voici pourquoi :

Quand vous avez circonscrit une tumeur abdominale et que cette tumeur change de consistance, se contracte, durcit sous votre main, vous pouvez affirmer qu'elle est constituée par l'utérus, disent ces auteurs, car aucune autre tumeur, quelle que soit sa nature, n'est capable de présenter ces modifications.

Je crois que cette assertion est trop affirmative, car d'une part la vessie, énormément distendue par l'urine, peut se contracter, ainsi qu'ont pu le constater mes deux maîtres, Pajot et Tarnier, sur une femme admise à l'hôpital des cliniques pour une rétroversion de l'utérus gravide. D'autre part, un fibrôme sous-péritonéal, ne tenant à l'utérus que par un pédicule assez grêle, peut également durcir sous la main, ainsi que j'ai eu deux fois l'occasion de l'observer d'une façon fort nette.

Donc, l'exploration externe de la tumeur ne donnera que des probabilités, seule l'exploration interne de la tumeur donnera une certitude.

Cette exploration du contenu peut être directe ou indirecte : directe, lorsqu'on introduit un doigt ou un instrument dans la cavité même à travers l'orifice ; indirecte, quand on pratique, soit l'auscultation pour entendre les pulsations fœtales, soit le toucher vaginal ou le palper abdominal pour rechercher les mouvements passifs ou actifs du contenu. Je n'ai à m'occuper ici que du palper.

Aujourd'hui qu'il est généralement et justement admis que les mouvements passifs constituent un des trois signes de certitude, puisque « l'utérus gravide, à partir du dernier tiers de la grossesse, et parfois de la seconde moitié, est la *seule* tumeur abdominale dans laquelle on puisse percevoir nettement la présence *des corps solides mobiles dans un li-*

quide » (1), on comprend l'importance qui s'attache à tous les moyens qui peuvent fournir cette perception(2). Certainement, si en plaçant la pulpe de l'index en avant du col, et en déprimant la paroi utérine à ce niveau, on perçoit souvent et facilement le ballottement, c'est-à-dire la sensation d'un corps solide qui s'éloigne et qui souvent retombe en produisant sur le doigt un léger choc, il arrive aussi dans quelques cas que, cette manœuvre ne donnant que des résultats négatifs, le palper se montre moins stérile.

On peut obtenir le ballottement abdominal dans les conditions suivantes : la tumeur étant bien délimitée, et les mains placées de chaque côté de l'utérus, en déprimant un peu brusquement la paroi utérine avec une seule main, l'autre ayant gardé son immobilité, les sensations perçues peuvent être les suivantes : tantôt les doigts qui dépriment sentent le corps solide qui s'éloigne, il n'y a pas d'autre sensation ; tantôt le corps revient, la sensation est double ; tantôt la main qui agit ne perçoit rien, seule la main du côté opposé ressent un léger choc produit par le corps qui, déplacé, est venu frapper la paroi utérine à ce niveau.

Il m'a été donné plusieurs fois de percevoir ces différentes sensations du troisième au quatrième mois ; mais, je le reconnais, ce n'est pas de cette façon que le plus souvent on obtiendra le ballottement; c'est quand le fond de la tumeur avoisine la région ombilicale, ce qui nécessite naturellement un développement assez considérable de l'utérus, que le ballottement peut être, je ne crains pas de l'affirmer,

1. *Des causes d'erreur dans le diagnostic de la grossesse*, par le professeur Pajot. *Annales de gynécologie*, 1874. T. I, p. 188.

2. Une seule tumeur pourrait donner la même sensation, c'est le kyste fœtal dans le cas de grossesse extra-utérine.

presqu'aussi facilement perçu que par le toucher vaginal.

A ce niveau, l'épaisseur de la paroi abdominale est bien moins considérable que partout ailleurs, et la paroi utérine n'étant séparée des doigts que par un mince intervalle, en déprimant légèrement avec la pulpe des doigts, on obtient une sensation simple ou double, extrêmement nette.

Aussi, de même que dans l'interrogation de l'utérus par le toucher, il est reconnu que le lieu d'élection pour placer la pulpe de l'index est le cul-de-sac antérieur, je pense que le lieu d'élection pour interroger l'utérus par le palper est la région péri-ombilicale.

Enfin, pour terminer ce petit chapitre, j'ajouterai que la main, appliquée médiatement sur la paroi utérine, peut percevoir le *choc fœtal*, c'est-à-dire les mouvements actifs, signe obtenu plus tôt, ainsi que l'a démontré le premier le professeur Pajot, à l'aide de l'auscultation, et qui dénote non-seulement la présence, mais la vie du fœtus.

DU PALPER ABDOMINAL AU POINT DE VUE DU DIAGNOSTIC DES PRÉSENTATIONS ET DES POSITIONS.

Soins préliminaires. — Pour pratiquer le palper, la femme doit être couchée.

Bien qu'on puisse le plus souvent explorer tout l'abdomen quand la femme est couverte de ses vêtements, en prenant le soin de relever ces derniers jusque vers la région épigastrique, il est préférable de pratiquer le palper, la femme étant couchée dans son lit, revêtue seulement de sa chemise. En effet, les vêtements étant relevés, outre qu'ils peuvent être une cause de gène pour la femme elle-même, empêchent assez souvent l'explorateur d'examiner le fond de l'utérus, surtout dans les cas où l'organe gestateur, très-développé et élevé, vient par sa région supérieure se dissimuler sous les fausses-côtes. Le corset produit les mêmes inconvénients. J'ai remarqué de plus que dans ces cas, malgré toutes les précautions prises, il se produisait, par le fait même des vêtements relevés ou du corset, une constriction au niveau de l'abdomen ou de la partie inférieure de la poitrine empêchant le libre jeu de la respiration; il survient alors une accélération dans les mouvements respiratoires, et comme chaque inspiration tend les muscles de la paroi abdominale, le relâchement complet ne s'observe que pendant l'expiration fort courte, et par cela même l'exploration est rendue plus difficile.

Le décubitus doit être aussi horizontal que possible. Dans

les derniers temps de la grossesse, presque toutes les femmes éprouvent du soulagement, surtout au point de vue de la respiration, en reposant la tête élevée, placée sur plusieurs oreillers. Cette situation est mauvaise pour pratiquer le palper ; le contenu de la cavité abdominale a de la tendance à se porter, surtout chez les multipares, vers les régions inférieures du ventre recouvrant la symphyse et quelquefois même la dépassant, et il est dans certains cas extrêmement difficile, sinon impossible, d'explorer le petit bassin. On devra donc enlever les oreillers et laisser la tête reposer sur le traversin ou sur un seul oreiller quand la situation horizontale est trop pénible.

Presque tous les auteurs, pour ne pas dire tous, donnent le conseil de faire fléchir plus ou moins les jambes sur les cuisses et par cela même les cuisses sur l'abdomen.

Cette précaution est mauvaise à tous égards et voici pourquoi : le but qu'on recherche en faisant fléchir les membres inférieurs est le relâchement absolu des muscles abdominaux ; ce but n'est pas atteint par cette situation, loin de là; la femme ayant alors de véritables point d'appui est bien plus disposée à contracter ses muscles, l'effort lui étant rendu plus facile. Mais ceci n'est qu'un point secondaire ; ce qui est bien plus important, c'est qu'en faisant produire la flexion des membres inférieurs chez les femmes enceintes, il devient impossible d'explorer l'excavation.

En effet, dans la dernière période de la gestation le ventre est plus ou moins proéminent et la demi-flexion amène la face antérieure des cuisses contre la paroi abdominale, de là impossibilité absolue de rechercher certains points de repère et d'interroger en un mot l'excavation. Aussi, loin de faire fléchir les membres inférieurs, je pense qu'il est bien préférable de les faire étendre en les tenant légèrement écartés afin de rendre les branches horizontales du pubis facilement explorables.

Est-il nécessaire d'explorer la paroi abdominale nue, ou peut-on pratiquer le palper, la paroi abdominale étant couverte de la chemise ? Je n'hésite pas à reconnaître que si souvent il est possible, facile même, de faire par le palper, pratiqué sur une paroi abdominale recouverte de la chemise, le diagnostic de la présentation et de la position, il vaut infiniment mieux pratiquer ce mode d'exploration, la paroi abdominale étant nue.

En résumé je crois que la meilleure situation qu'on doive faire prendre à la femme qu'on veut examiner est la suivante: *Décubitus dorsal et horizontal, tête légèrement fléchie, bras étendus le long du corps, membres inférieurs étendus et légèrement écartés, la région abdominale découverte depuis le pubis jusqu'au niveau de la région épigastrique.*

Il est inutile d'insister sur ce point, à savoir que la femme ne doit pas être au milieu du lit, mais assez rapprochée du bord pour que l'examen ne soit ni pénible pour la femme, ni fatigant pour l'opérateur.

Il faut être prévenu également que bien souvent, dès le début de l'exploration, le muscle utérin se contracte (contraction indolore de la grossesse) et la main ne rencontre plus qu'un globe ayant une dureté ligneuse et ne pouvant être déprimé en aucun point de sa surface. Il faut alors *savoir attendre* et après une durée qui excède rarement quelques minutes, l'utérus entre dans une période de relâchement pendant laquelle seulement l'examen peut être pratiqué avec fruit. Enfin je ne saurais trop insister sur un détail qui a bien cependant son importance : je veux parler de la température des mains de l'explorateur. Outre que rien n'est plus désagréable pour les femmes que l'application de mains froides sur la paroi abdominale, le sens du tact est moins développé, ainsi qu'on le sait très-bien, quand la température des mains n'est pas assez élevée.

MANUEL OPÉRATOIRE.

On peut se placer indifféremment soit à droite, soit à gauche de la femme, mais il est nécessaire que l'accoucheur se place à peu près à la hauteur de l'ombilic.

On recherche alors quelle peut être l'épaisseur de la paroi abdominale, car les sensations perçues seront plus ou moins nettes, superficielles, suivant que la paroi abdominale est plus ou moins épaisse. Cette recherche est très-facile dans tous les cas; il suffit de produire un pli de la paroi, l'épaisseur de ce pli renseigne suffisamment. Puis à ce moment commence véritablement le palper.

Par où faut-il commencer ? doit-on rechercher telle ou telle partie fœtale, porter ses mains en haut ou en bas?

Presque tous les accoucheurs qui se sont occupés de ce procédé d'exploration, recommandent de commencer par la recherche de la tête; d'autres conseillent de limiter l'utérus d'abord, de déprimer ses différentes parties en appuyant indifféremment de haut en bas ou de bas en haut, de droite à gauche ou de gauche à droite, puis d'analyser les sensations perçues, et enfin par un jugement synthétique de porter nn diagnostic.

Ces différentes manières d'opérer offrent de grands inconvénients, et chaque fois que j'ai fait palper les élèves sans leur donner d'autres règles, je les ai vus s'égarer et porter de faux diagnostics.

Effectivement, il est difficile qu'il n'en soit pas ainsi: la tête ne constitue nullement un point de repère fixe; elle peut être en bas aussi bien qu'en haut, engagée profondément ou située immédiatement au-dessus de l'aire du détroit supérieur, etc. Les plans résistants peuvent être rencontrés à peu près dans tous les points de l'abdomen, ainsi que le témoignent les figures qui se trouvent dans ce chapitre. Aussi, même en analysant avec soin les sensations perçues, n'arrive-t-on que difficilement à *voir* le fœtus dans la cavité utérine.

Que des accoucheurs habitués à pratiquer le palper, connaissant les diverses attitudes du fœtus dans les derniers temps de la grossesse, puissent porter un diagnostic exact en opérant ainsi, cela ne fait l'objet d'aucun doute, mais ceux-là mêmes voudront bien reconnaître qu'il faut une longue habitude pour arriver à ce résultat.

Pour ces raisons j'ai cherché à simplifier la méthode, à la rendre rationnelle, en la faisant reposer tout entière sur la connaissance exacte des attitudes diverses que peut prendre le fœtus pendant le dernier mois de la grossesse, c'est-à-dire de l'*accommodation*.

De même que l'observation attentive a démontré qu'au moment du travail certaines régions du fœtus pouvaient seules se rencontrer au niveau de l'aire du détroit supérieur, et non pas tel ou tel point de sa périphérie, comme on l'avait cru si longtemps, de même, nous savons aujourd'hui que pendant la grossesse, le produit de conception, obéissant à des lois physiques, prend des attitudes déterminées, régies par telle ou telle cause, et non pas des attitudes indifférentes et fortuites.

Le toucher, au point de vue du diagnostic des présentations et des positions, n'est devenu possible, facile et précis qu'à partir de l'époque où les travaux de Lachapelle, Dubois et Nægelé, faisant table rase des idées anciennes, vinrent simplifier la classification des présentations et des positions. Avant ce temps, même à l'époque de Baudelocque, l'accoucheur, en introduisant le doigt dans les parties génitales, était obligé de se poser cette question : Laquelle des 6 présentations et des 102 positions vais-je rencontrer ? Aujourd'hui ce procédé d'exploration est devenu relativement facile dès que l'élève sait que le doigt ne peut rencontrer que trois régions du fœtus avec leurs deux variétés et leurs quatre positions.

Le palper n'est facile que quand on possède la notion des situations normales ou anormales que peut prendre le fœtus vers la fin de la grossesse.

Sachant que l'extrémité céphalique doit se trouver (toutes les conditions étant physiologiques) dans l'excavation, c'est donc cette région qu'il faut explorer tout d'abord. Un autre avantage résulte de cette manière de faire : les points de repère étant maternels et non fœtaux, sont fixes.

Exploration de l'excavation.

Il faut aller chercher le pubis et ses branches horizontales, c'est-à-dire l'ouverture supérieure de l'excavation ou la partie antérieure du détroit supérieur (voy. *fig.* 1).

Ce point de repère est indispensable à reconnaître, c'est après seulement qu'il sera possible d'apprécier le degré plus ou moins prononcé de l'engagement de la région fœtale, suivant qu'on la trouvera au-dessus ou au-dessous de ce point.

Chez presque toutes les femmes, il est facile de trouver avec l'extrémité des doigts le bord supérieur de l'arc antérieur du bassin; chez quelques-unes, et en particulier chez celles qui ont la paroi abdominale mince et extensible et l'utérus en antéversion, *le ventre en obusier*, ou bien chez celles qui ont une inclinaison très-accentuée du détroit supérieur, une antéversion du bassin, il faut d'abord relever le ventre avec la paume de la main, puis après, aller à la recherche des points de repère indiqués.

Il faut ensuite explorer, interroger l'excavation. Pour cela,

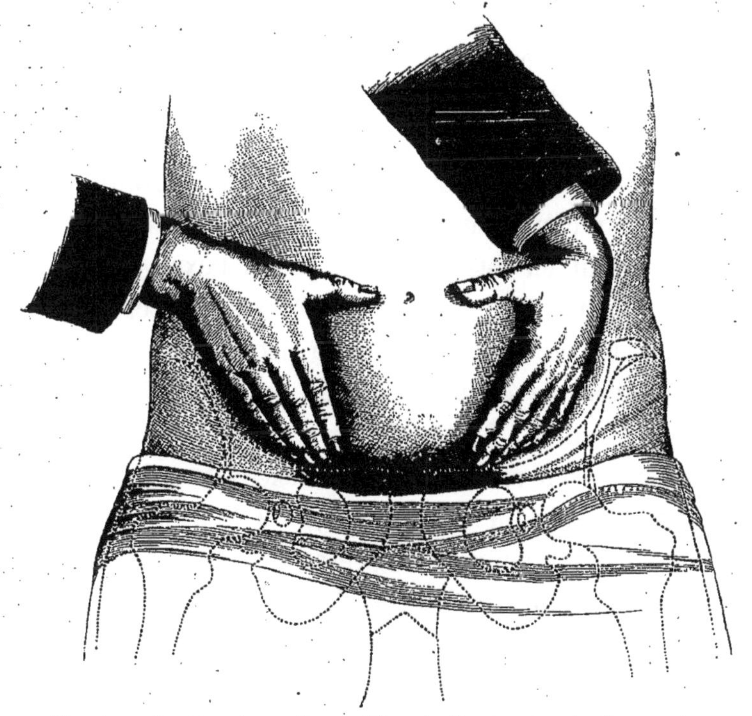

Fig. 1. — Position des mains au début de l'exploration de l'excavation.

plaçant les mains à cinq ou six centimètres à droite et à gauche de la ligne médiane, l'extrémité des doigts en rapport avec l'arc antérieur du bassin, on déprime la paroi abdominale de haut en bas et d'avant en arrière, en rasant les branches horizontales du pubis (voy. *fig.* 1).

En opérant convenablement, deux sensations seulement peuvent être perçues : ou bien les doigts éprouvent une sensation de résistance résultant de la rencontre d'un corps dur, volumineux et arrondi, et qui remplit l'excavation, et ne peuvent pénétrer plus profondément ; ou bien, au contraire, les doigts ne rencontrent qu'une résistance fournie par les parties molles, et peuvent s'enfoncer plus ou moins bas. Dans le premier cas, l'excavation est remplie. Dans le second elle est vide de parties fœtales.

Examinons ces deux cas : excavation pleine et excavation vide.

Excavation pleine. — Le corps que l'on rencontre offre toujours les caractères suivants : il est arrondi, régulier, résistant et remplit en totalité ou en partie l'excavation. Ces caractères ne peuvent appartenir qu'à l'extrémité céphalique; d'autre part, le palper étant pratiqué pendant la grossesse, c'est-à-dire avant le début du travail, ce ne peut être que l'extrémité céphalique fléchie, le *sommet*, car jamais pendant la grossesse on ne rencontre dans l'excavation l'extrémité céphalique défléchie (la face), le siége ou le tronc. Des cinq régions fœtales qui peuvent se présenter avant le travail, *le sommet seul s'engage*. En raison de la conformation anatomique et du volume des autres régions, il est nécessaire, indispensable, pour que leur engagement se produise, que des contractions puissantes, fréquentes, existent ; et ces dernières n'apparaissent que pendant le travail de l'accouchement, et nullement pendant la gestation.

Donc, *premier point* extrêmement important. La déduction constante et essentiellement pratique qui découle de cette simple constatation, à savoir que chez une femme enceinte il y a une région fœtale qui plonge dans l'excavation, est la suivante : *la présentation est celle du sommet*; de plus, cette extrémité engagée dans la filière pelvienne a encore une autre signification non moins importante : elle indique que la présentation est fixe et définitive. Il y a alors conjonction, coïncidence des trois axes : axe fœtal, axe utérin, axe pelvien, et il n'est plus possible que le fœtus quitte la situation qu'il occupe, et que la tête, abandonnant le petit bassin, remonte dans la grande cavité abdominale ; en un mot, le changement de présentation est impossible, les mutations de position peuvent seules s'effectuer.

Second point. Quand le sommet est engagé, *toujours la tumeur céphalique est plus accessible, plus saillante d'un côté que de l'autre ;* ainsi, tandis que les doigts d'une main pourront descendre plus ou moins dans l'excavation, les doigts de l'autre seront arrêtés plus tôt, en un point qui avoisine le détroit supérieur (v. *fig.* 2). *Cette portion de la sphère céphalique plus saillante, plus accessible, plus élevée, est constituée par la région frontale.*

D'après la connaissance exacte que nous possédons maintenant du mécanisme suivant lequel le fœtus pénètre dans la filière pelvienne et la traverse, nous savons que la tête ne peut s'engager qu'en se fléchissant ; alors, au fur et à mesure que l'occiput descend, le front se relève (le diamètre occipito-mentonnier bascule et s'engage par l'une de ses extrémités), de sorte que, même quand, comme chez les primipares, la tête, entraînant avec elle le segment inférieur de l'utérus, est plongée et immobilisée dans l'excavation, en reposant sur le plancher pelvien, le front est encore accessible au niveau ou un peu au-dessous du détroit supérieur.

Quand l'engagement est moins prononcé, quand l'occiput est dirigé en arrière et que, ainsi qu'on le sait, la flexion est loin d'être complète, la différence de hauteur entre le front et l'occiput est encore nettement perçue.

En même temps, je dois ajouter que la région frontale est non-seulement plus élevée, mais encore semble plus dure à la main que la région occipitale. Aussi cette simple constatation suffit-elle pour établir simultanément et immédiatement le diagnostic de la présentation et de la position. En résumé: présentation du sommet : tumeur céphalique plus accessible à droite : position gauche; tumeur céphalique plus accessible à gauche : position droite.

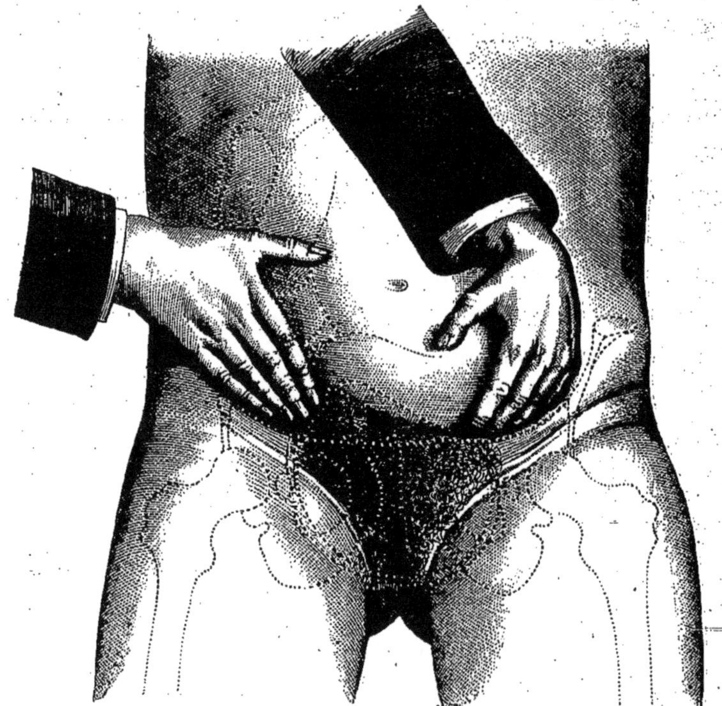

Fig. 2. — Mains explorant l'excavation. Main droite arrêtée par le front à droite.

L'extrémité inférieure de l'ovoïde fœtal étant reconnue, il

faut chercher l'extrémité supérieure. On rencontrera presque toujours cette dernière au fond de l'utérus, soit directement sur la ligne médiane, soit inclinée à droite ou à gauche. En explorant cette extrémité, on éprouve la sensation que fournit un corps volumineux, irrégulier, et d'une consistance moindre que celle fournie par la tête, et, de plus, accompagné souvent de petites parties. Tantôt ces petites parties sont pour ainsi dire accolées à la grosse extrémité (les membres pelviens sont restés fléchis); tantôt on les trouve plus ou moins éloignés; il arrive même que quelquefois il est impossible de les rencontrer, quand le dos est tout à fait en avant, en rapport avec la paroi abdominale.

Ayant ainsi exploré l'extrémité supérieure de l'ovoïde fœtal supérieur, constitué par le siége complet ou décomplété, on doit, pour établir le diagnostic de la variété de la position, ou de la position et de sa variété, si les caractères que j'ai donnés du front et de l'occiput n'ont pas été assez nettement perçus, rechercher la situation et la direction du dos. Pour cela, on se rendra compte, en déprimant la paroi abdominale, de quel côté se trouve le plan résistant, continu, qui joint, qui unit le pôle fœtal supérieur au pôle fœtal inférieur. Cette recherche doit être faite à l'aide de pressions douces pratiquées surtout avec la pulpe des doigts. La sensation perçue n'est pas toujours la même; le plus souvent, le dos du fœtus est exactement appliqué contre la paroi utérine, et celle-ci contre la paroi abdominale; dans ce cas, le plan résistant paraît superficiel; d'autres fois, il existe entre le dos et la paroi utérine une certaine quantité de liquide ammiotique, le plan résistant semble être situé plus profondément, car les doigts sont forcés de déplacer le liquide interposé.

Quoi qu'il en soit, ou bien le dos est en avant et on peut,

pour ainsi dire, le circonscrire, ou bien il est en arrière et l'on ne suit, l'on ne perçoit alors qu'un des plans latéraux.

Quand on a trouvé le dos ou le plan latéral d'un côté, il est nécessaire de déprimer de la même façon la paroi abdominale du côté opposé, afin d'obtenir un terme de comparaison pour apprécier la différence de sensation fournie par la résistance du plan fœtal ou par la rénitence liquide amniotique.

Il est indispensable de pratiquer cette petite manœuvre afin de s'assurer s'il n'y a pas plusieurs produits de conception, ou des néoplasmes et en particulier des myômes.

Excavation vide. — Dans ce cas on trouve l'extrémité inférieure de l'ovoïde fœtal, *soit au-dessus de l'aire du détroit supérieur, soit dans l'une des fosses iliaques.* Sur des milliers de femmes que j'ai pu examiner, deux fois seulement les deux extrémités du fœtus correspondaient aux flancs maternels ainsi que le montrent les figures 24 et 25 ; chez toutes les autres où j'avais rencontré l'excavation vide, le pôle fœtal inférieur se trouvait, soit directement au-dessus de l'aire du détroit supérieur, soit dans l'une ou l'autre fosse iliaque. On peut donc, d'une façon générale, être à peu près sûr de rencontrer une grosse extrémité en rapport avec le grand bassin. L'autre extrémité est bien facile à trouver, car quand une des fosses iliaques est occupée par une des extrémités du fœtus, *l'autre est toujours dans le flanc du côté opposé.* Les deux extrémités trouvées, il faut rechercher si la tête est en haut ou en bas ; ce diagnostic différentiel ne présente aucune difficulté. D'abord, chaque extrémité peut être reconnue d'après ses caractères propres ; mais de plus un signe qu'on pourrait appeler pathognomonique servira immédiatement à lever tous les doutes. Ce signe est le *ballottement* qu'on perçoit lorsqu'on imprime à la paroi abdominale en rapport avec l'extrémité céphalique, une impulsion, une dépression un peu brusque (1) (voy. *fig.* 15).

On sent alors combien cette partie fœtale se détache mieux de la paroi abdominale que l'extrémité pelvienne ; elle ballotte véritablement, ce qui n'arrive pas lorsqu'on exerce des pressions semblables au niveau de l'extrémité pelvienne. Cette mobilité particulière de la tête résulte, d'une part de sa forme sphéroïde qui ne la fait toucher à la paroi utérine que par un

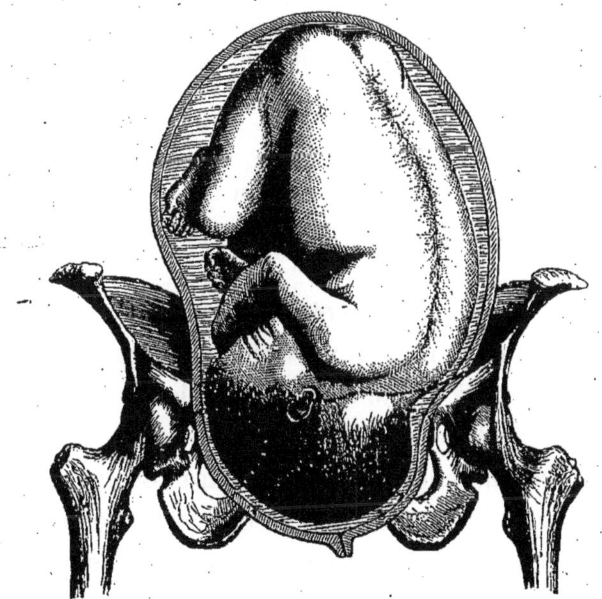

Fig. 3. — Présentation du sommet en occipito-iliaque gauche antérieure.

seul de ses points, d'autre part de la manière dont elle s'articule avec le tronc. C'est en raison de la disposition toute spéciale de l'articulation de la tête avec la colonne vertébrale qu'on peut imprimer à l'extrémité céphalique des mouvements qui

1. Cette petite manœuvre est appelé en Allemagne : Manœuvre de Valenta.

ne s'étendent pas au tronc, tandis que si l'on déprime la paroi abdominale au niveau de l'extrémité pelvienne, cette dernière ne peut se déplacer qu'en entraînant avec elle le tronc ; enfin les différentes parties constituant le siége sont en rapport avec la paroi utérine par de plus larges surfaces. Donc, ainsi qu'on le voit, le diagnostic différentiel du lieu occupé par la tête ou par le siége est en somme assez facile.

La recherche du dos permettra alors de faire le diagnostic de la position et de la variété.

Au chapitre *Diagnostic de la présentation du siége par le palper*, sont exposées les difficultés qu'on peut rencontrer dans certains cas. Voy. page 137.

SENSATIONS FOURNIES PAR LE PALPER DANS LA PRÉSENTATION, LES POSITIONS ET VARIÉTÉS DE POSITION DU SOMMET.

Occipito-iliaque gauche antérieure.

Les mains rencontrent l'excavation remplie par la sphère céphalique ; mais à droite du bassin les doigts ne peuvent descendre aussi profondément qu'à gauche (voy. *fig.* 3). Pour bien sentir la différence de hauteur entre l'occiput et le front, il est nécessaire de diriger la main qui explore à droite un peu en arrière vers la symphyse sacro-iliaque (les diamètres antéro-postérieurs de la tête fœtale dessinant le diamètre oblique gauche du bassin).

L'extrémité pelvienne occupe le fond de l'utérus, mais se trouve le plus souvent à droite. Chez quelques primipares on la trouve sur la ligne médiane.

Chez les multipares, en raison de l'agrandissement des diamètres transverses de l'utérus, le siége se porte plus à gauche. Le plan résistant, le dos est situé à gauche et en avant, tandis qu'à droite on ne trouve plus que la fluctuation du liquide amniotique et les petites parties. On peut rencontrer ces dernières aussi bien en haut qu'en bas, car il arrive qu'on sent les membres supérieurs tout aussi facilement que les membres inférieurs.

Dans certains cas, chez les femmes qui ont déjà eu plusieurs enfants et qui ont par conséquent une certaine laxité de la paroi abdominale, bien que la tête ait pénétré dans l'excavation, le tronc n'a subi qu'une demi-accommodation, c'est-à-dire que le dos coupe la paroi abdominale en diagonale, le siége reposant au niveau du flanc droit, tandis que les épaules sont au niveau de la fosse iliaque gauche. Une ligne droite tirée du flanc droit vers la fosse iliaque gauche représenterait très-bien la direction du plan résistant.

C'est un premier degré de non-accommodation qui s'accuse tout-à-fait dans les cas d'obliquité antérieure de l'utérus (ventre en obusier, en besace, etc.).

Occipito-iliaque droite postérieure.

Les mains rencontrent l'excavation remplie par la sphère céphalique, mais les doigts ne peuvent pénétrer aussi profondément à gauche qu'à droite.

Bien que dans les variétés postérieures la flexion soit moins prononcée que dans les variétés antérieures, la différence de niveau entre le front et l'occiput est encore bien accusée, mais surtout facilement perçue, parce que le front, se trouvant en avant en rapport avec l'éminence iléo-pectinée, s'offre pour ainsi dire à la main, tandis que l'occiput se dissimule en arrière et à droite.

Le siége est au fond de l'utérus, le plus souvent à gauche, quelquefois sur la ligne médiane. Le plan résistant est à droite, mais offre moins de surface que dans les variétés antérieures.

On ne peut guère explorer que le plan latéral gauche du fœtus et non le dos. Généralement l'épaule gauche se trouve à environ 7 à 8 centimètres de la ligne médiane (voy. *fig.* 4).

A gauche on ne trouve que la fluctuation du liquide amnio-

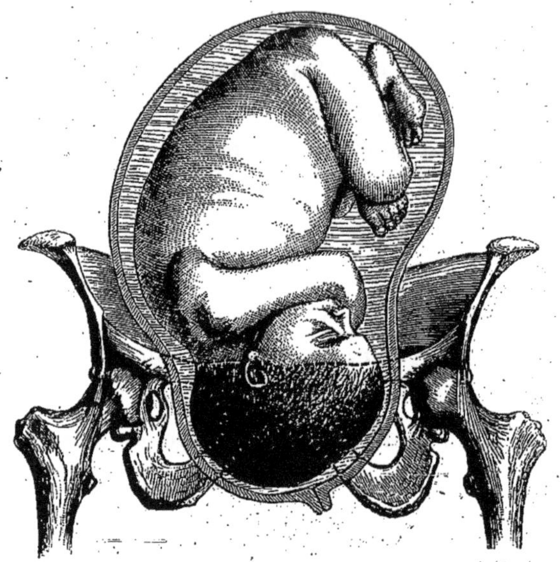

Fig. 4. — Présentation du sommet en occipito-iliaque droite postérieure.

tique et les petites parties bien plus facilement accessibles que dans les variétés antérieures.

Occipito-iliaque droite antérieure.

L'excavation est remplie par la sphère céphalique, mais les mains pénètrent plus profondément à droite qu'à gauche.

Le siége est au fond de l'utérus et le plus souvent à gauche.

Le plan résistant occupe tout le côté droit de la paroi abdominale. Le côté gauche du fœtus est en rapport avec la ligne blanche. La surface continue est donc bien plus considérable que dans la variété postérieure. On peut, pour ainsi dire, en portant une main au niveau de la ligne médiane et l'autre en arrière et à droite, circonscrire le dos (voy. *fig.* 5).

A gauche on ne trouve que la rénitence amniotique et les petites parties.

Occipito-iliaque gauche postérieure.

L'excavation est remplie par la sphère céphalique, mais les

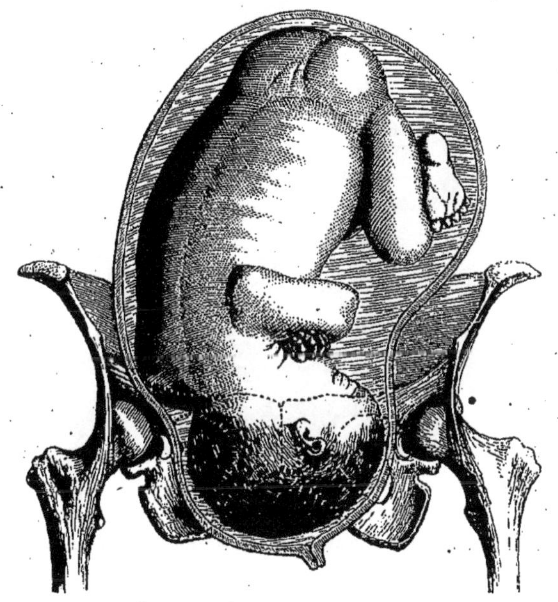

Fig. 5. — Présentation du sommet en occipito-iliaque droite antérieure.

mains pénètrent plus profondément à gauche qu'à droite.

Le siége est au fond de l'utérus et le plus souvent à droite.

Le plan résistant étroit est à sa gauche, mais offre moins de surface que dans les variétés antérieures. On ne peut guère explorer que le plan latéral gauche du fœtus et non le dos.

L'épaule droite se trouve à environ 7 à 8 centimètres de la ligne médiane (v. *fig*. 6).

A droite on ne trouve que la rénitence amniotique et les petites parties très-facilement accessibles.

Occipito-iliaque transversale.

Pendant la grossesse, je n'ai trouvé la variété transversale que chez deux catégories de femmes : 1° chez les femmes offrant une obliquité antérieure de l'utérus très-prononcée;

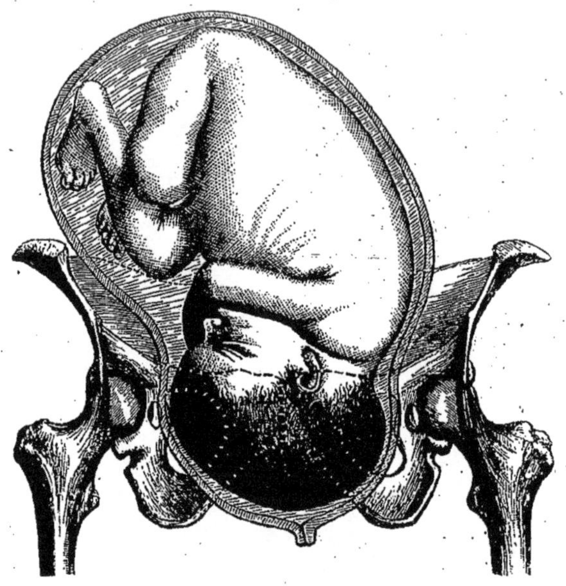

Fig. 6. — Présentation du sommet en occipito-iliaque gauche postérieure.

2° Chez les femmes dont le bassin, vicié par le rachitisme, était rétréci d'avant en arrière (bassin plat).

Chez les premières la tête, engagée dans l'excavation, est difficile à rencontrer, si l'on ne prend certaines précautions indiquées déjà, et qui consistent dans le relèvement, le redressement de la paroi abdominale, pendant la recherche des points de repère.

Le bord supérieur du canal pelvien étant trouvé, on perçoit alors très-facilement la tumeur céphalique plus accessible d'un côté que de l'autre. Mais si l'on porte la main au fond de l'utérus, relativement bas, on ne rencontre pas d'extrémités, ni grosses ni petites. Le siége se trouve au niveau ou au-dessus d'une des fosses iliaques, toujours du côté où la sphère cephalique est plus accessible. Il m'est arrivé souvent de con-

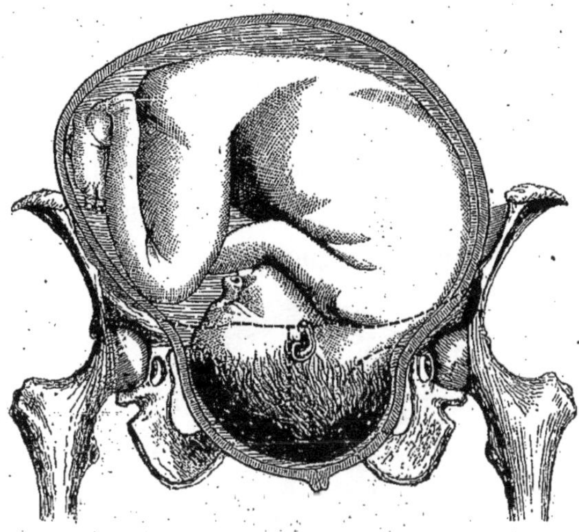

Fig. 7.—Présentation du sommet en occipito-iliaque gauche transversale. (Dans les cas où l'utérus retombe en avant.)

stater que les pieds se trouvaient à peu de distance au-dessus

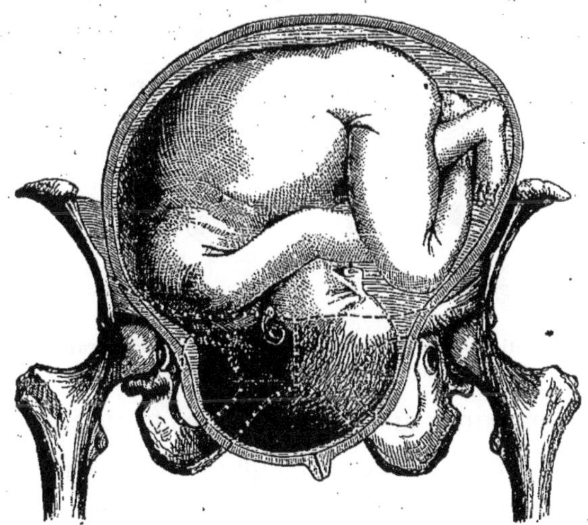

Fig. 8. — Présentation du sommet en occipito-iliaque droite transversale. (Dans les cas où l'utérus retombe en avant.)

du front. (V. *fig.* 7 et 8). Le plan résistant ne regarde ni avant ni en arrière, il est placé transversalement. Le tronc du fœtus, recourbé sur lui-même, représente un arc de cercle. La rénitence du liquide amniotique se rencontre au-dessus et au-dessous de ce plan résistant.

Si l'on ne connaît pas cette accommodation particulière du tronc du fœtus, il est extrêmement difficile de s'orienter, et par cela même de faire le diagnostic.

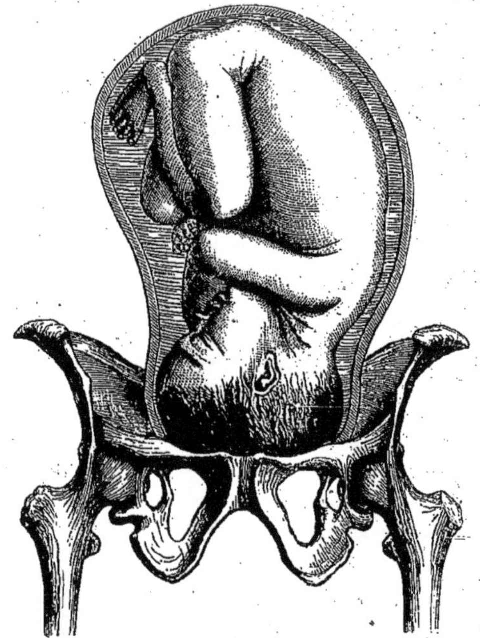

Fig. 9. — Présentation du sommet en occipito-iliaque gauche transversale. (Dans un bassin vicié par le rachitisme.)

En effet, on trouve une surface résistante aussi bien à droite qu'à gauche; la rénitence du liquide amniotique est perçue aussi facilement en haut qu'en bas; l'indécision est grande et ne fait souvent place qu'à une erreur de diagnostic.

Sachant quelle est l'attitude du fœtus dans ces cas, on ira, au contraire, droit au but.

Chez les femmes à bassin vicié par le rachitisme, lorsque la tête est en bas, on la trouve soit au niveau de l'aire du détroit supérieur, soit un peu engagée, généralement peu fléchie ; il est cependant encore possible quelquefois de reconnaître de quel côté se trouve le front, en raison de son élévation plus grande, mais surtout de sa dureté plus considérable.

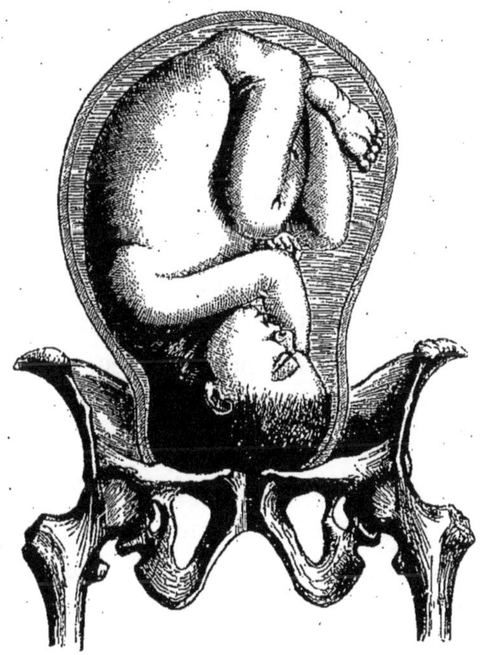

Fig. 10. — Présentation du sommet en occipito-iliaque droite transversale. (Dans un bassin vicié par le rachitisme.)

Si l'utérus n'est pas en antéversion, le siége occupe le fond de la cavité utérine. Le plan résistant ne regarde ni en avant ni en arrière, mais directement à droite ou à gauche, suivant que l'on a affaire à l'une ou l'autre position.

Ici ce n'est pas la forme de la cavité abdominale ou utérine qui détermine la situation du dos, mais bien la tête qui est sollicitée à accommoder ses grands diamètres (antéro-postérieurs) avec les grands diamètres ou diamètres transverses du bassin.

SENSATIONS FOURNIES PAR LE PALPER DANS LA PRÉSENTATION, LES POSITIONS ET VARIÉTÉS DE POSITION DE LA FACE.

Je dois dire que jamais, ainsi que je l'ai déjà indiqué au chapitre : *Accommodation* (voy. page 27), je n'ai rencontré de présentation de la face pendant la grossesse.

Trois fois il m'a été donné d'examiner pendant la grossesse des femmes dont les enfants se sont présentés par la face au moment de l'accouchement.

Chez la première, tertipare, examinée avant le début du travail, j'avais trouvé la tête non engagée, mais proéminant au-dessus de l'aire du détroit supérieur, et se présentant dans une situation intermédiaire à la flexion et à l'extension. Le fœtus, quoique volumineux, était très-mobile.

Quelle fut la cause de la déflexion au moment du travail ? je ne sais, mais ce que je puis affirmer, c'est qu'au moment de l'examen, fait quelques heures avant l'accouchement, l'extrémité céphalique n'était point défléchie.

Chez la deuxième, j'assistai à la production de la présentation. C'était une femme rachitique dont le bassin n'offrait que 8 centimètres au niveau du diamètre promonto-pubien minimum.

On provoqua l'accouchement à huit mois à l'aide de l'excitateur Tarnier.

La tête était en bas, mais très-mobile au-dessus du détroit supérieur. Lors de la dilatation suffisante de l'orifice, la tête ne s'engageant pas, une application de forceps fut faite sur la tête non fléchie, il est vrai, mais *non défléchie*.

Après des tractions infructueuses, l'instrument étant retiré on constata une présentation de la face aussi bien par le palper que par le toucher.

Dans ces deux faits, la possibilité de la présentation reconnut pour cause l'élévation et la mobilité de la tête. Quant à la cause occasionnelle, elle n'a pu naître que sous l'influence de la contraction du travail dans le premier cas, de la traction peut-être mal dirigée dans le second.

Quant à la troisième, elle offrit un exemple remarquable d'une présentation de la face, se substituant à une présentation du sommet dans l'excavation.

J'avais examiné cette femme enceinte, pour la quatrième fois, le soir qui précéda son accouchement : le palper m'avait fait reconnaître une présentation de l'extrémité céphalique fléchie. Le toucher ne fit que confirmer ce diagnostic, car le col étant largement ouvert, je pus arriver très-facilement sur la suture sagittale et les deux fontanelles.

Le travail se déclara dans la nuit, et l'enfant naquit spontanément, se présentant par la face : il pesait 3000 gr.

L'explication de ce fait anormal me fut donnée par la mensuration des diamètres de la tête. En effet je trouvai :

Diamètre	occipito-frontal.	11 c. m. 5
—	occipito-mentonnier. . .	12
—	bi-pariétal.	10
—	sous-occipito-bregmatique.	10

La tête présentait dans son ensemble la configuration d'une boule ; et de plus, la longueur du diamètre occipito-mentonnier, ne dépassant pas 12 centimètres, c'est-à-dire l'étendue des diamètres de l'excavation, rendit possible la bascule de cette tige occipito-mentonnière dans le canal pelvien.

Dans tous les autres cas où je pus pratiquer le palper dans les présentations de la face, les femmes étaient dans une période plus ou moins avancée du travail ; néanmoins il fut généralement facile.

Bien que dans ces cas le palper ait moins de valeur

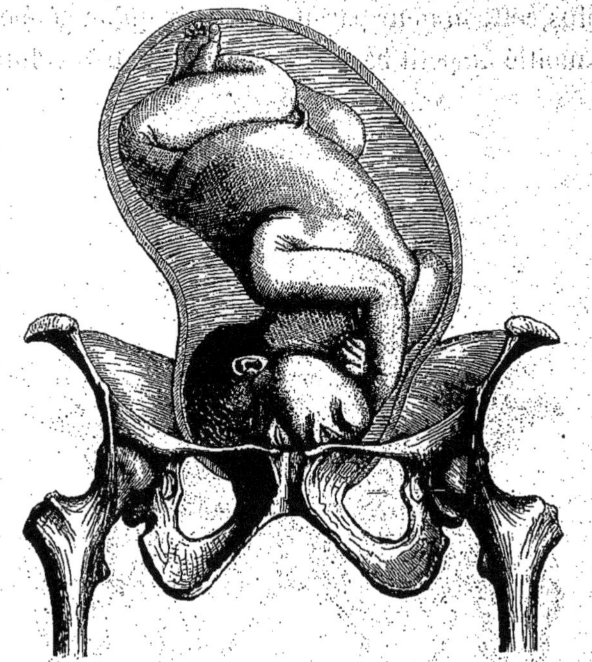

Fig. 11. — Présentation de la face en mento-iliaque gauche antérieure. (Présentation du début du travail.)

diagnostique, puisque le toucher vaginal permet presque toujours d'arriver directement sur les parties fœtales, il n'en est pas moins vrai qu'on peut être assez embarrassé, même en ayant recours à ce procédé d'exploration, surtout quand la région fœtale est encore difficilement accessible, et ne peut être explorée sur une large surface.

C'est pour cette raison que je crois devoir donner avec quelques détails, les sensations perçues dans ces circonstances par le palper.

Dans la présentation de la face, l'exploration de l'excavation permet de reconnaître la présence d'une grosse tumeur au-dessus, au niveau ou au-dessous du détroit supérieur, suivant la période du travail à laquelle correspond l'examen. De plus, cette tumeur paraît n'occuper qu'un côté ou plutôt qu'une moitié du petit bassin; très-arrondie, très-volumineuse,

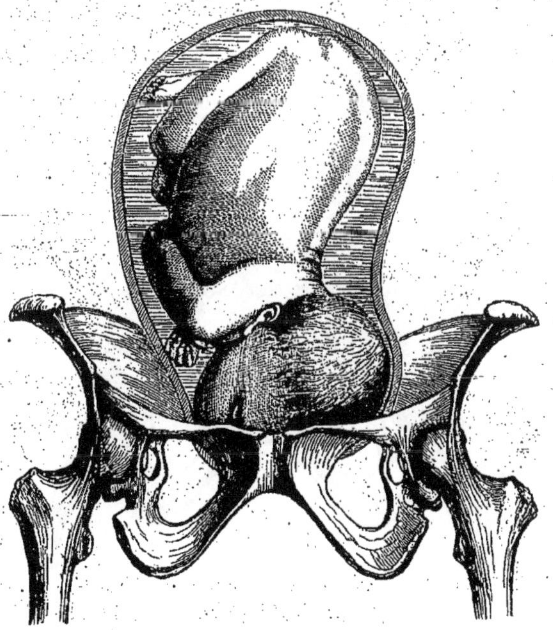

Fig. 12. — Présentation de la face en mento-iliaque droite postérieure. (Présentation du début du travail.)

très-accessible d'un côté, elle semble manquer de l'autre. Portant alors la main au fond de l'utérus, on trouve à ce niveau, mais généralement du côté où la tumeur pelvienne est plus saillante, le siége qu'on reconnaît à ses caractères.

Pour bien suivre et apprécier le plan résistant, il est indispensable de déprimer lentement et profondément la paroi abdominale, car cette surface résistante et continue semble s'enfoncer dans la cavité abdominale, tandis que les petites parties superficielles s'offrent facilement à la main ; cela résulte de la torsion du fœtus sur son plan dorsal.

En opérant convenablement, on explore assez bien l'un des plans latéraux, et l'on ne tarde pas à reconnaître que la por-

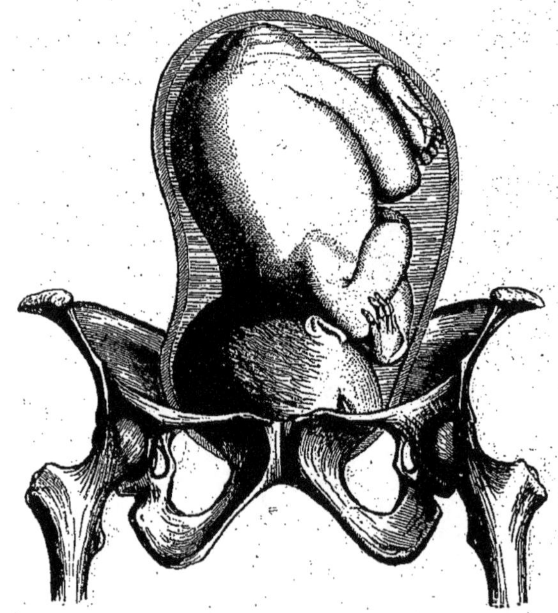

Fig. 13. — Présentation de la face en mento-iliaque droite postérieure. (Présentation du début du travail.)

tion de la sphère céphalique plus accessible est en rapport avec le dos ; de plus, entre ce dernier et la tête, surtout quand le travail n'est pas très-avancé, il existe un sillon assez profond dans lequel les doigts pénètrent quelquefois aisément.

Ainsi, présence au niveau du petit bassin de l'extrémité céphalique, saillie de cette extrémité au niveau d'une des moitiés du bassin, dos en rapport avec cette saillie : telles sont les sensations perçues et qui permettront de faire le diagnostic. D'après le docteur Budin, on peut dans certains cas sentir du côté opposé à la tumeur accessible une saillie en forme de fer à cheval nettement caractérisée et constituée par le maxillaire inférieur et le menton (1).

Le signe pathognomonique de cette présentation obtenu par

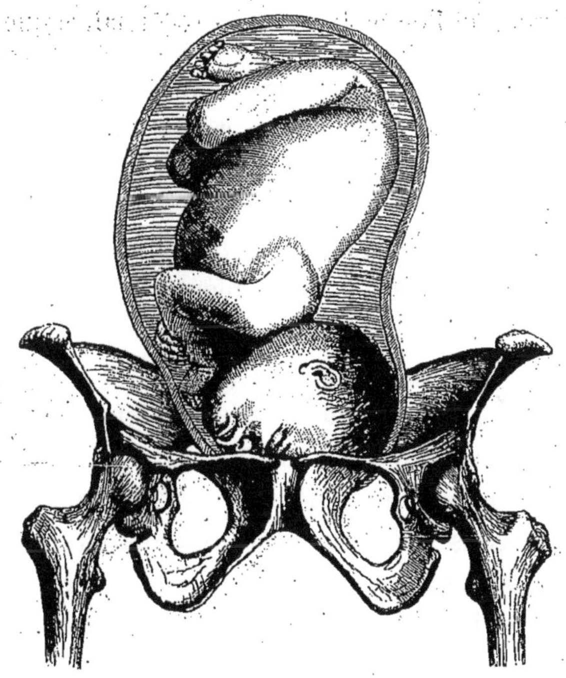

Fig. 14. — Présentation de la face en mento-iliaque droite antérieure. (Présentation du début du travail.)

le palper est constitué par la présence du même côté, et de la portion accessible de l'extrémité céphalique et du dos.

Le diagnostic de la présentation et des variétés de position peut se faire également, comme dans la présentation du som-

1. Budin, *De la tête du fœtus*, Th. de Paris, 1876, p. 51.

met, d'après la situation antérieure, latérale ou postérieure de la région occipitale et du dos.

Mais cette recherche, je le répète, n'a d'importance qu'autant que l'élévation de la présentation rend le toucher vaginal difficile ou impossible.

Ordinairement la dilatation de l'orifice et l'engagement de la région fœtale font que le toucher donne des résultats plus immédiats, et, je puis bien le dire, plus faciles que le palper.

SENSATIONS FOURNIES PAR LE PALPER DANS LA PRÉSENTATION, LES POSITIONS ET VARIÉTÉS DE POSITION DU SIÉGE.

Présentation.

Pendant la grossesse, lorsque la présentation est celle de l'extrémité pelvienne, les mains, explorant l'excavation, rencontreront cette cavité vide. Tout au plus sera-t-il donné de trouver des petites parties au niveau de l'aire du détroit supérieur. Au-dessus, on constate l'existence d'une grosse extrémité en rapport avec le grand bassin.

Je dois faire remarquer que le siége est bien rarement directement au-dessus de l'ouverture du détroit supérieur; presque constamment on le trouve en partie en rapport avec l'une des fosses iliaques, en partie au-dessus de l'excavation.

Je n'insiste pas sur les caractères palpables de cette extrémité; il me suffira de dire qu'elle paraît toujours volumineuse, et que tantôt les petites parties sont très-accessibles, tantôt elles se dérobent à l'exploration.

L'extrémité céphalique siége au fond de l'utérus, le plus souvent inclinée du côté opposé à la fosse iliaque occupée par l'extrémité pelvienne. Lorsque la tête est située sur la ligne médiane, on la délimite facilement, et ses caractères apparaissent avec la plus grande netteté ; de plus, il est extrêmement facile, en imprimant une petite dépression brusque à la paroi abdominale en rapport avec cette partie fœtale, de produire et de percevoir le ballottement. Mais il n'en est pas

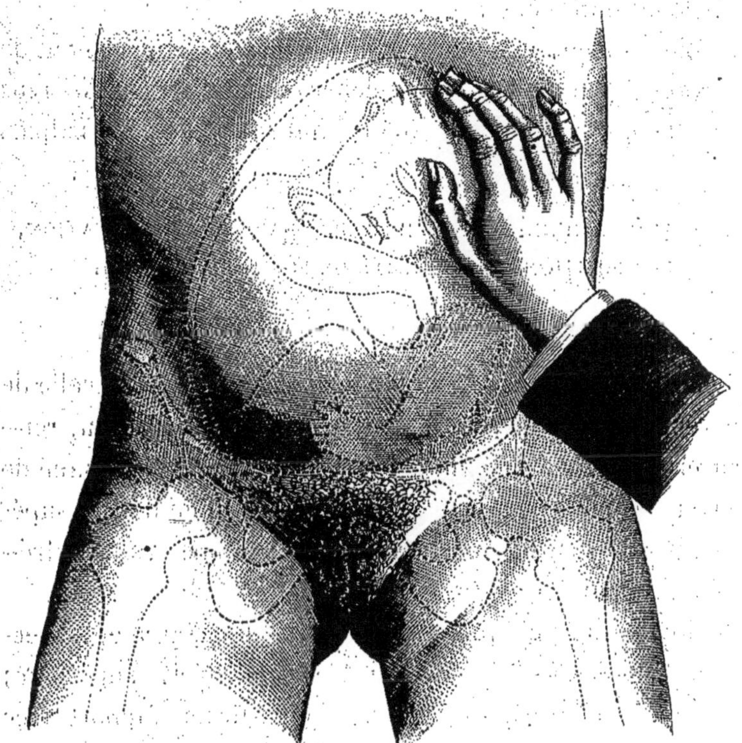

Fig. 15. — Main déprimant la paroi abdominale pour obtenir la sensation du ballottement céphalique.

toujours ainsi ; quelquefois la tête est profondément située, et l'on n'a aucune prise sur elle ; d'autres fois elle se cache complètement sous les fausses côtes. Cela s'observe principalement chez les primipares dans les présentations du siége que j'appelle *franches*, alors que l'utérus, pressé latéralement, se développe surtout aux dépens de ses diamètres longitudinaux.

Dans ces cas, il est nécessaire de mobiliser le fœtus, de le faire lentement évoluer en pressant en sens inverse sur les deux pôles du fœtus, ou en n'agissant que sur le pôle inférieur, si le supérieur est inaccessible, de façon à ramener la tête sur la ligne médiane, ou bien au contraire à la faire descendre un peu plus bas vers l'un des côtés ; en un mot, il faut la rendre

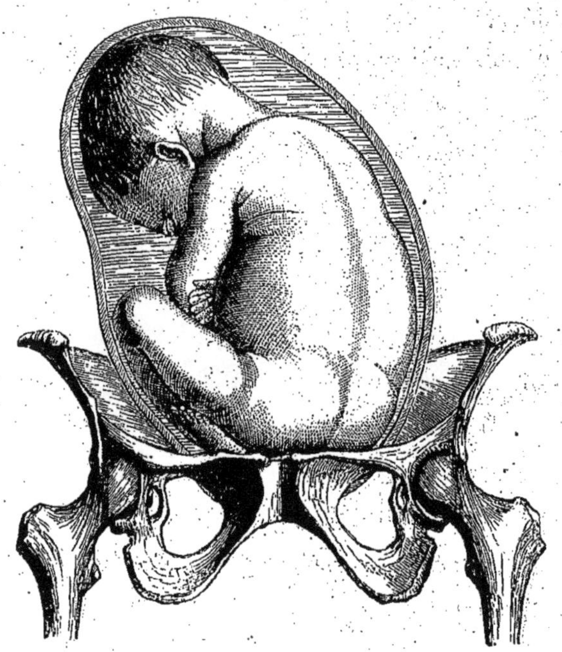

Fig. 16. — Présentation du siége en sacro-iliaque gauche antérieure.

plus superficielle, et par cela même plus accessible, plus *palpable*.

Enfin j'insisterai sur un dernier point qui peut être utile, et que je crois assez important au point de vue du diagnostic différentiel entre la tête et le siége. Tandis qu'en déprimant avec la pulpe des doigts la paroi abdominale en rapport avec le tronc du fœtus, on perçoit un plan continu, une surface unie entre le siége et le tronc, on sent une dépression, un vide assez marqué entre le tronc et la tête, les doigts s'enfonçant au niveau de la région cervicale.

Positions. — Sacro iliaque gauche antérieure.

La fosse iliaque gauche est occupée par une extrémité volumineuse, irrégulière, accompagnée ou non de petites parties : c'est le siége.

La tête est située au fond de l'utérus, mais le plus souvent

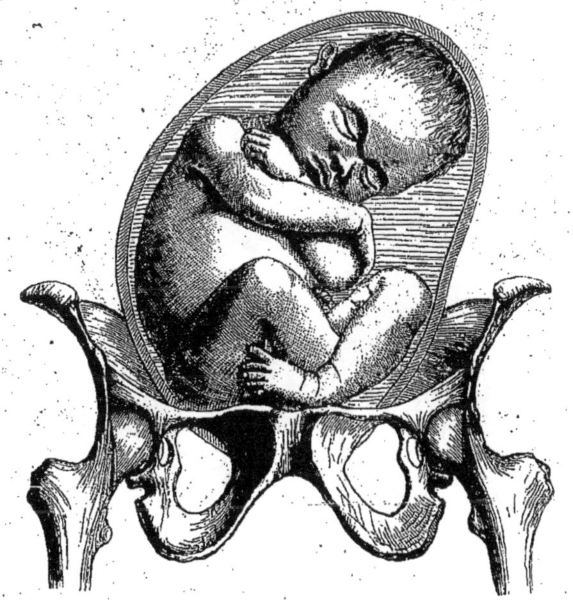

Fig. 17. — Présentation du siége en sacro-iliaque droite postérieure.

dans le flanc droit, quelquefois superficielle, bien souvent dissimulée, cachée sous le foie.

Le plan résistant est en avant et dirigé de bas en haut et de gauche à droite. Partant de la fosse iliaque gauche, et tantôt s'élevant directement à gauche pour ne s'incurver à droite qu'au-dessus de l'ombilic, tantôt se dirigeant immédiatement vers le flanc droit en coupant la paroi abdominale en diagonale, il disparaît, il devient inaccessible à quelques centimètres au-dessus de l'ombilic ; mais jusqu'à ce niveau, il est très-facile de le circonscrire.

Sacro-iliaque droite postérieure.

La fosse iliaque droite est occupée par une extrémité volu-

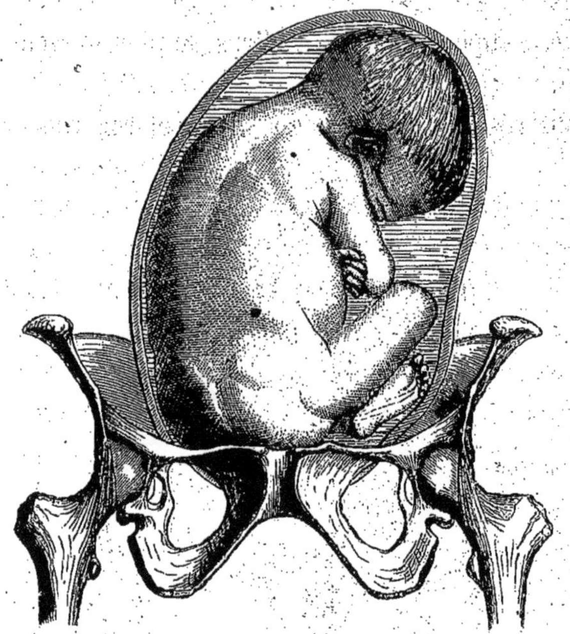

Fig. 18. — Présentation du siége en sacro-iliaque droite antérieure.

mineuse, irrégulière et presque toujours accompagnée des petites parties qu'on rencontre à gauche et en avant.

La tête occupe le fond de l'utérus, le plus souvent inclinée à gauche. Il est plus facile de bien la circonscrire que lorsqu'elle est située à droite.

Le plan résistant se trouve à droite et regarde en arrière ; il paraît assez étroit, car on ne peut guère explorer que le plan latéral droit et non le dos du fœtus.

Il est très-facile de rencontrer les petites parties en avant et à gauche ainsi que la rénitence du liquide amniotique. Cette rénitence se perçoit seulement au fond de l'utérus et à droite.

Sacro-iliaque droite antérieure.

La fosse iliaque droite est occupée par une extrémité volumineuse, irrégulière et rarement accompagnée de petites parties.

La tête occupe le fond de l'utérus, le plus souvent inclinée à gauche.

Le plan résistant se trouve à droite et regarde en avant

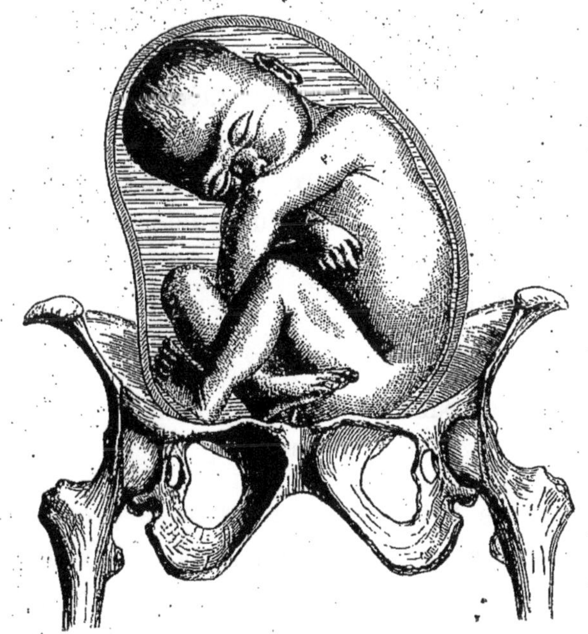

Fig. 19. — Présentation du siége en sacro-iliaque gauche postérieure.

Partant de la fosse iliaque droite, tantôt il s'élève directement à droite pour ne s'incurver à gauche qu'au-dessus de l'ombilic, tantôt se dirige de suite vers le flanc gauche, en coupant la paroi abdominale en diagonale.

Dans tous les cas il est bien facile de le circonscrire, de le prendre, pour ainsi dire, entre les deux mains.

La rénitence du liquide amniotique est perçue en bas et à gauche, et en haut et à droite. Les petites parties se rencontrent à gauche et en arrière.

Sacro-iliaque gauche postérieure. — La fosse iliaque gauche est occupée par une extrémité volumineuse, irrégulière, presque toujours accompagnée de petites parties qu'on rencontre à droite et en avant.

La tête occupe le fond de l'utérus, le plus souvent inclinée à droite, assez difficile à bien circonscrire.

Le plan résistant se trouve à gauche et regarde en arrière. Il paraît assez étroit, et on ne peut guère explorer que le plan latéral gauche et non le dos du fœtus.

Il est très-facile de rencontrer les petites parties en avant et à droite, ainsi que la rénitence du liquide amniotique.

Cette rénitence peut se percevoir également au fond de l'utérus et à gauche.

SENSATIONS FOURNIES PAR LE PALPER DANS LA PRÉSENTATION DU TRONC.

Ainsi que je l'ai déjà dit, pendant la grossesse je n'ai jamais rencontré que des présentations de l'épaule en dorso-antérieures. Me basant sur ce fait et plus encore sur les rapports anatomiques des parties maternelles et fœtales, je pense que si les présentations du tronc en dorso-postérieures existent pendant la grossesse, on ne doit les observer du moins qu'exceptionnellement.

Du reste, pendant le travail ces positions sont également bien plus rares, ainsi que le prouvent les statistiques de madame Lachapelle (1). Cet auteur explique la rareté des dorso-postérieures en se fondant sur l'attitude naturelle du fœtus (2).

Présentation du plan latéral droit en céphalo-iliaque gauche ou acromio-iliaque gauche (3).

Pendant la grossesse. — L'excavation est vide. Les mains rencontrent l'extrémité inférieure de l'ovoïde fœtal (la tête),

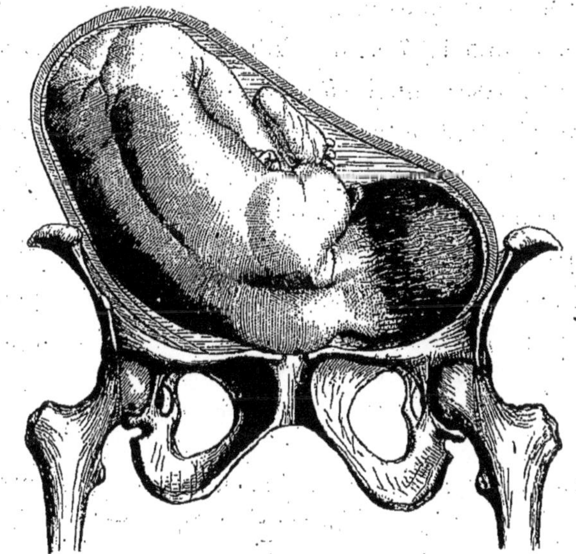

Fig. 20. — Présentation du plan latéral droit (épaule droite) en céphalo-iliaque gauche.

sous la forme d'une tumeur ronde, régulière et dure, occupant la *fosse iliaque gauche*, et ballottant souvent, chez les multipares.

Dans le flanc droit, plus ou moins haut, suivant le déve-

1. Lachapelle, *Pratique des accouchements*. Tableaux du 1er et du 2e volume.

2. Lachapelle, *loco citat.*, t. II, p. 188.

3. Je donne ici cette synonymie, parce que dans les figures on voit mieux les rapports de la tête avec la fosse iliaque que ceux de l'acromion.

loppement de la cavité abdominale, quelquefois caché sous les fausses côtes, en rapport avec la face inférieure du foie, se trouve le siége avec ses caractères.

Le plan résistant s'étend depuis la fosse iliaque gauche jusqu'au flanc droit, suivant une ligne courbe dans la région du grand bassin, puis se redressant au-dessus de la crête iliaque (voy. *fig.* 20).

Tantôt ce plan résistant regarde directement en avant, et alors il n'est pas rare de rencontrer, en explorant l'excavation, une petite saillie constituée par l'épaule droite, qui se trouve immédiatement au-dessus de l'aire du détroit supérieur et qui semble s'enfoncer derrière les branches horizontales du pubis.

Tantôt ce plan résistant est dirigé presque directement en bas, et alors il est moins étendu; on ne peut explorer que le plan latéral gauche.

Quoi qu'il en soit de ces deux variétés, ou plutôt de ces deux nuances, au-dessus de ce plan résistant, et en dedans de l'extrémité supérieure de l'ovoïde fœtal, on ne perçoit que la rénitence du liquide amniotique et la sensation de petites parties multiples.

Pendant le travail. — Dès que les membranes sont rompues, ainsi que l'a parfaitement fait remarquer le professeur Herrgott, le fœtus comprimé de toutes parts, mais surtout au niveau de ses deux extrémités, se redresse. Les deux extrémités de la tige fœtale se rapprochent de la ligne médiane, et alors le palper donne les sensations suivantes : la fosse iliaque est occupée par une tumeur volumineuse et sphérique, tandis que l'extrémité, occupant le fond de l'utérus, s'est rapprochée de la ligne médiane, et le plan résistant est dirigé presque verticalement, quoique toujours situé plus à droite qu'à gauche. En résumé, la courbe du plan résistant a disparu et la tumeur sphérique de la fosse iliaque semble s'articuler à angle droit avec lui.

Présentation du plan latéral gauche en céphalo-iliaque droite.

Pendant la grossesse. — L'excavation est vide. Les mains rencontrent l'extrémité de l'ovoïde fœtal (la tête), sous la

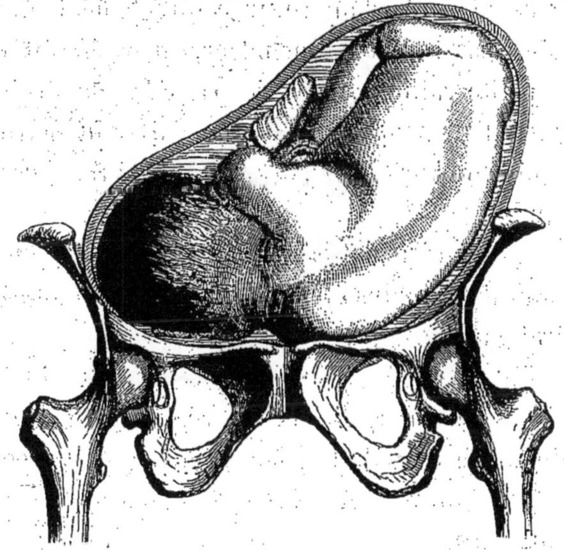

Fig. 21. — Présentation du plan latéral gauche (épaule gauche) en céphalo-iliaque droite.

forme d'une tumeur ronde, régulière et dure, occupant la *fosse iliaque droite* et ballottant surtout chez les multipares. Dans le *flanc gauche*, plus ou moins haut, suivant le développement de la cavité abdominale, quelquefois en rapport avec les fausses côtes, se trouve le siége.

Le plan résistant s'étend depuis la fosse iliaque droite jusqu'au flanc gauche, suivant une ligne courbe dans la région du grand bassin, puis se redressant au-dessus de la crête iliaque (v. *fig.* 21).

Le plan résistant est dirigé directement en avant ou en bas, ainsi que je l'ai indiqué pour la présentation similaire de l'épaule droite.

Dans toute la région abdominale, s'étendant au-dessus et

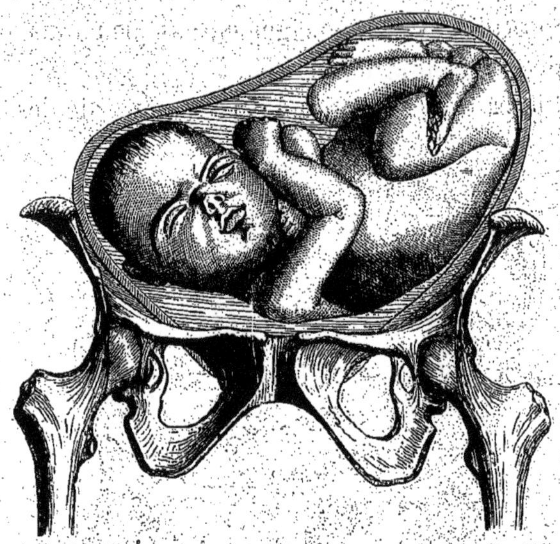

Fig. 22. — Présentation du plan latéral droit (épaule droite) en céphalo-iliaque droite. (Présentation du début du travail.)

en dedans du plan résistant, on ne perçoit que la rénitence du liquide amniotique et la sensation de parties multiples.

Pendant le travail. — Dès que les membranes sont rompues, les modifications dans la direction du tronc se produisent, ainsi que je l'ai signalé plus haut. Le plan résistant, dirigé verticalement, quoique rapproché de la ligne médiane, occupe le côté gauche de la région abdominale.

Présentation du plan latéral droit en céphalo-iliaque droite, et du plan latéral gauche en céphalo-iliaque gauche.

Je ne dirai que quelques mots relativement à l'exploration

abdominale faite par le palper dans ces positions, car ces dernières ne se produisant que pendant le travail et l'utérus se contractant à chaque instant dans cette période, le palper devient difficile, quelquefois impossible, tandis que le toucher peut donner des résultats bien plus nets, en raison de la dilatation de l'orifice et de l'engagement un peu plus prononcé de la région fœtale.

Quand le palper est pratiqué dans l'intervalle des contrac-

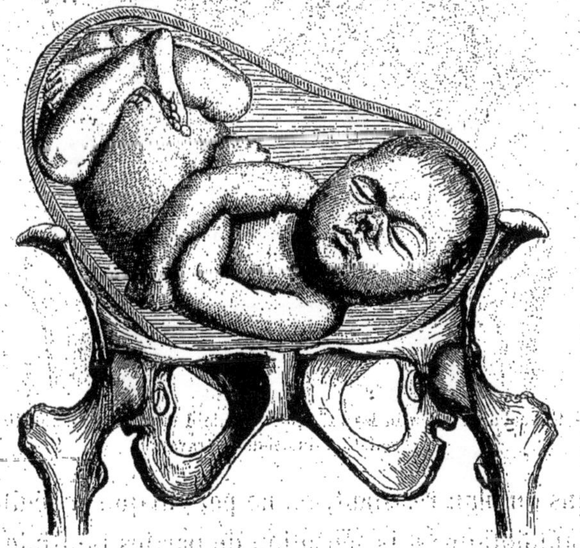

Fig. 23. — Présentation du plan latéral gauche (épaule gauche) en céphalo-iliaque gauche. (Présentation du début du travail.)

tions, on ne trouve que deux choses importantes : l'extrémité inférieure de l'ovoïde fœtal sous forme de tumeur sphérique dans l'une des fosses iliaques, l'extrémité supérieure sous forme de tumeur irrégulière et volumineuse, occupant le fond de l'utérus.

Le plan résistant est difficilement accessible, tandis que les petites parties sont superficielles et se rencontrent avec facilité.

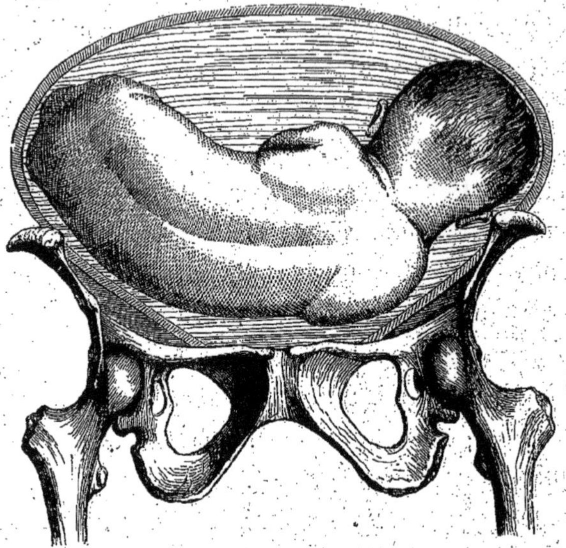

Fig. 24. — Présentation franchement transversale disparaissant au moment du travail.

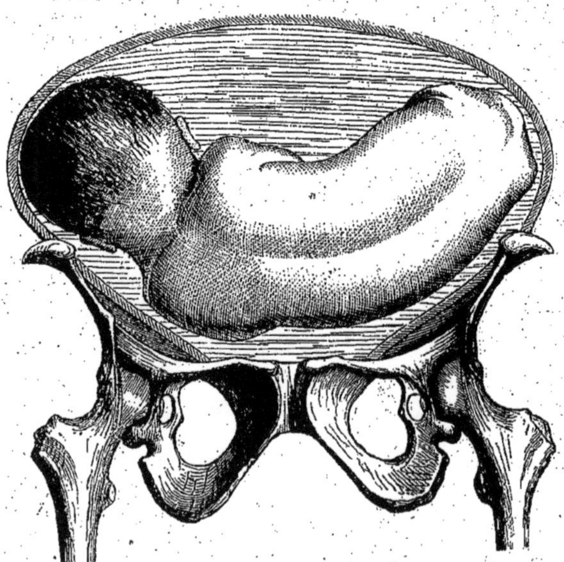

Fig. 25. — Présentation franchement transversale disparaissant au moment du travail.

Ainsi que je l'ai dit, en traitant de l'accommodation, il peut arriver que pendant la grossesse le fœtus, courbé en arc de cercle, soit couché dans le grand bassin, la tête et le siége se trouvant de chaque côté immédiatement au-dessus des fosses iliaques. Trois fois, dont l'une avec M. Tarnier, j'ai pu constater ce fait. Dans ce cas, le palper fait reconnaître la vacuité de l'excavation. Le plan résistant s'étend au niveau et au-dessus des deux fosses iliaques; tandis que les deux extrémités du fœtus se trouvent, l'une dans le flanc droit, l'autre dans le flanc gauche. Le diagnostic différentiel de chaque extrémité est facile à faire. Il suffit de rechercher les caractères propres de la tête et du siége, et surtout de déterminer quelle est l'extrémité qui donne le ballottement.

Au moment du travail ces présentations se transforment soit en présentation de l'épaule, soit en présentation du siége, soit même en présentation du sommet.

DU DIAGNOSTIC DES GROSSESSES MULTIPLES PAR LE PALPER.

En découvrant la paroi abdominale d'une femme enceinte, très-souvent l'attention est aussitôt attirée par le fait du *toucher à distance*, je veux dire de la vue. En effet, le développement du ventre paraît exagéré, ou bien la région sus-pubienne est le siége d'un œdème localisé, ou enfin, on constate la forme bilobée et irrégulière de l'utérus en dehors de toute contraction.

En admettant que ces circonstances n'existent pas, un fait que je crois général, frappe, dès qu'on commence à explorer par le palper l'utérus qui contient plusieurs produits de conception : *c'est la tension permanente de la paroi utérine.*

La sensation qu'on éprouve alors, assez difficile à bien définir, est facilement appréciable dès qu'on a tant soit peu l'habitude de ce procédé d'exploration. Au lieu de déprimer avec facilité la paroi utérine, on sent que cette paroi est tendue, résistante. C'est une sensation analogue à celle qu'on éprouve quand on déprime la paroi d'une vessie de caoutchouc distendue par du liquide ou par de l'air. Ce n'est pas la sensation molle qu'on perçoit, en l'absence de toute contraction, quand on déprime la paroi de l'utérus normalement rempli ; ce n'est pas davantage la sensation dure, presque ligneuse qu'on perçoit quand on déprime la paroi utérine, lors de la contraction; c'est une sensation intermédiaire qu'on peut comparer encore avec celle très-connue des médecins et qu'on perçoit quand on déprime la paroi d'un kyste bien rempli.

Si j'insiste sur ce point, c'est que cette tension constante de la paroi utérine ne se rencontre guère que dans deux cas : les grossesses multiples et l'hydropisie de l'amnios.

Donc au point de vue clinique, ce signe acquiert une véritable importance.

Ce signe constaté ou non, voici ce que le palper fait reconnaître :

Un premier pôle fœtal, l'inférieur, est trouvé dans l'excavation ou au niveau d'une des fosses iliaques, un deuxième, au fond de l'utérus ou au niveau d'un des flancs.

Le plan continu et résistant est également recherché et reconnu. Jusqu'ici, en dehors de la sensasion utérine et de la difficulté un peu plus considérable qui en résulte pour la palpation, les sensations sont celles fournies par un fœtus unique ; mais en déprimant la paroi abdominale du côté opposé au plan résistant, au lieu de reconnaître les petites parties, on en trouve une autre grosse, ou bien un plan résistant. Il faut alors explorer avec soin les deux fosses iliaques et tout le segment supérieur de l'utérus.

Le plus souvent les deux grosses extrémités sont reconnues soit en bas soit en haut. Mais tandis que dans quelques cas on arrive très-rapidement à constater l'existence de quatre pôles fœtaux: deux inférieurs et deux supérieurs, d'autre fois il n'est possible d'en bien délimiter que trois; la quatrième grosse extrémité, profondément située, se dissimule derrière une autre placée en avant.

Il est généralement facile alors de reconnaître deux plans résistants et la présence de petites parties dans plusieurs régions de l'utérus. Ainsi, procédant avec douceur, afin de ne pas déplacer le fœtus, la présence de deux grosses extrémités, correspondant à la région supérieure ou inférieure de l'abdomen, met immédiatement sur la voie du diagnostic.

Tout en reconnaissant les difficultés qui peuvent surgir quelquefois et qui reconnaissent pour cause et la tension de l'utérus, et l'infiltration œdémateuse qui rend beaucoup plus épaisse la paroi abdominale, il n'en est pas moins vrai que ce diagnostic pratiqué avec méthode est généralement très-facile.

En résumé, les grosses extrémités ou pôles du fœtus sont les parties sur lesquelles doit se concentrer l'attention de l'explorateur.

Connaissant les lois de l'accommodation, il sera très-simple, trouvant je suppose, l'excavation remplie et une autre grosse extrémité bien limitée dans une fosse iliaque, d'en déduire que c'est un fait qui n'existe pas dans la grossesse simple. L'exploration du segment utérin supérieur démontrera facilement alors la présence de deux grosses extrémités, l'une plus élevée que l'autre. Si l'excavation est vide et qu'on rencontre deux grosses extrémités dans le grand bassin, la déduction sera semblable.

C'est en procédant de cette façon que pendant mon internat à la Maternité, mon clinicat à la Faculté, j'ai pu par le palper reconnaître et affirmer la présence de deux fœtus dans trente-deux cas.

J'ai même pu reconnaître par le palper une grossesse triple (la seule que j'aie jamais rencontrée) chez une femme qui, pendant le cours de sa grossesse, était venue se faire soigner à la Clinique pour des varices enflammées des membres inférieurs.

Je ne sache pas que le diagnostic d'une grossesse triple ait jamais été fait pendant la grossesse, aussi je crois que cette observation dont je donne le résumé vient une fois de plus démontrer la supériorité du palper sur les autres procédés d'exploration mis en usage.

Grossesse triple. — Diagnostic fait à l'aide du palper du 5e au 6e mois et 7 semaines avant l'accouchement.

La nommée F*** entre à la clinique d'accouchements vers la mi-septembre, M. Guéniot suppléant alors à M. Depaul.

Cette femme se décida à entrer à l'hôpital d'après les conseils de M. Guéniot et bien qu'elle ne fût enceinte que de cinq mois environ, car elle présentait des varices énormes à la partie antéro-supérieure de la cuisse gauche.

Ces varices étaient enflammées et la faisaient beaucoup souffrir. L'attention ne se porta les premiers jours de son entrée que sur cette phlébite qui du reste guérit parfaitement.

Mais un peu plus tard, on l'examina attentivement au point de vue de la grossesse; on reconnut que le volume du ventre était exagéré relativement à l'âge de la grossesse.

En l'interrogeant, cette femme m'apprit que son mari était un jumeau, que sa grand'mère à elle était accouchée à quarante-deux ans de deux enfants, que, de plus, sa sœur avait eu également une grossesse gémellaire.

Le palper fut alors pratiqué avec le plus grand soin ; je reconnus d'abord une tête petite tendant à s'engager dans l'excavation ; une autre tête fut ensuite nettement perçue en haut ; on trouvait deux plans résistants, l'un en bas et à gauche, l'autre en haut et à droite et des petites parties partout.

L'auscultation répétée un grand nombre de fois ne révéla jamais qu'un maximum à gauche, et au bas, un autre en haut à droite.

Le toucher démontrait qu'une petite tête commençait à s'engager.

Quelques jours après mon premier examen, je pus par le palper reconnaître trois têtes d'une façon assez nette pour annoncer la présence de trois enfants.

Une était dans l'excavation, la seconde dans la fosse iliaque droite, la troisième en haut à peu près sur la ligne médiane, mais extrêmement mobile.

Il me fut toujours impossible de trouver trois foyers d'auscultation.

Depuis ce moment, je retrouvais à chaque examen les trois têtes qui furent aussi reconnues par quelques élèves (1).

Cette femme, dont les dernières règles étaient apparues du 15 au 20 avril, accoucha le 1er décembre de trois garçons qui, tous les trois, se présentèrent par le sommet.

(1) Ainsi que me l'apprit le docteur Budin, le palper était devenu très difficile vers la fin de la grossesse en raison de la tension et de l'œdème de la paroi abdominale.

SENSATIONS FOURNIES PAR LE PALPER DANS LES CAS DE GROSSESSE COMPLIQUÉE D'HYDROPISIE DE L'AMNIOS.

Lorsque la quantité de liquide amniotique dépasse sensiblement la moyenne, non-seulement la forme ovalaire de l'utérus est plus accusée, mais encore la région sus-pubienne est le siége d'un œdème aussi prononcé que dans les cas de grossesse multiple.

Lorsque les mains sont appliquées sur la paroi abdominale, la tension constante de la paroi utérine est immédiatement constatée. En explorant méthodiquement l'excavation, ce qui est encore possible, malgré la résistance de la paroi abdominale, il est rare qu'on rencontre l'extrémité céphalique. Il n'y a guère, dans ces cas, d'accommodation pelvienne pendant la grossesse. Je puis même dire qu'il n'y a pas d'accommodation du tout. Le fœtus, généralement petit, contenu dans une cavité distendue, n'est nullement sollicité à prendre telle ou telle attitude ; aussi constate-t-on le plus souvent, jusqu'au moment de la rupture des membranes, des mutations de présentation extrêmement fréquentes et rapides.

Il peut arriver qu'on ne rencontre dans l'exploration de la paroi abdominale aucune sensation de résistance fœtale, même en déprimant les régions auxquelles correspondent le plus souvent les extrémités de l'ovoïde fœtal.

On ne trouve que de la rénitence, de la fluctuation. Il est nécessaire de pratiquer alors le palper avec la plus grande délicatesse, car la moindre pression détermine le retrait, la fuite de la partie fœtale en rapport avec la paroi utérine. Ici la sensation de ballottement est exagérée. Le moindre choc déplace le fœtus. C'est pour cette raison qu'il est si difficile d'entendre les battements du cœur fœtal dans les cas d'hydropisie de l'amnios ; la pression exercée par le stéthoscope suffit pour que le fœtus s'éloigne, ce qu'il peut faire d'autant mieux, ainsi qu'on le sait, qu'il est petit et la cavité spacieuse.

Si j'insiste sur ces quelques points, c'est que dans certaines circonstances, le palper étant pratiqué d'une façon superficielle, donne des résultats négatifs ; l'auscultation ne donne aucun renseignement, et le toucher vaginal enfin ne fait reconnaître que les modifications du col, et un engagement plus ou moins prononcé du segment inférieur de l'utérus ne contenant que du liquide.

On peut donc, chez une femme qui semble être arrivée près du terme de sa grossesse, ne constater que des signes de probabilité et aucun signe de certitude.

En explorant la paroi abdominale dans toute son étendue, on trouvera toujours un point en rapport avec le fœtus, c'est-à-dire, on éprouvera tout d'abord une résistance plus grande que partout ailleurs, et bientôt en déprimant légèrement, on obtiendra la sensation d'un corps solide mobile flottant dans un liquide. Cette sensation peut être simple ou double, c'est-à-dire qu'on peut ne percevoir que la sensation du corps solide qui s'éloigne, ou bien on sent le corps s'éloigner, puis il revient en frappant légèrement la paroi.

Ainsi la tension permanente de la paroi utéro-abdominale, l'œdème de la région sus-pubienne sont des faits communs à la grossesse multiple et à l'hydropisie de l'amnios.

Mais le diagnostic différentiel est le plus souvent facile à faire. Dans les cas de grossesse multiple, malgré la tension, on peut suivre facilement les surfaces fœtales ; la situation est sinon fixe, constante, tout au moins stable, tandis que la mobilité anormale du fœtus, chez une femme déjà dans une période avancée de la grossesse, mettra immédiatement sur la voie du diagnostic.

Il peut arriver, dans les cas de grossesse multiple, que les produits de conception étant contenus dans des œufs distincts, on constate de l'hydropisie de l'amnios dans l'un des œufs. Dans ces cas, on constate facilement la stabilité de la situation, de l'attitude du fœtus contenu dans l'œuf sain, tandis que l'autre se déplace avec une extrême facilité. Cette mobilité anormale de l'un des fœtus, cette stabilité de l'autre, m'ont permis dans plusieurs cas de faire le diagnostic d'œufs distincts, et de porter un pronostic peu favorable à propos de la bonne conformation des deux produits. On sait, en effet, combien sont fréquentes les malformations fœtales dans les cas d'hydropisie de l'amnios.

SENSATIONS FOURNIES PAR LE PALPER QUAND LE FOETUS EST MORT ET MACÉRÉ.

Lorsqu'un fœtus meurt dans la cavité utérine, il subit des modifications ou plutôt des transformations d'autant plus accusées qu'il séjourne plus longtemps. Tous ses tissus se ramollissent, toutes ses formes disparaissent ; il n'y a plus là d'ovoïde fœtal, mais bien une masse inerte et bientôt informe. Aussi les sensations qu'on éprouve en pratiquant le palper dans ces conditions sont-elles toutes différentes de celles qu'on constate quand le fœtus est vivant. Mais pour qu'il y ait une différence sensible et bien appréciable, il est nécessaire que la mort remonte au moins à huit jours avant l'examen. C'est du moins ce qui résulte de deux observations dans lesquelles j'ai pu noter le jour de la mort du fœtus et pratiquer le palper tous les jours jusqu'au moment de l'expulsion qui eut lieu, dans le 1er cas le 16e jour, dans le 2e le 23e jour.

Dans les premiers jours qui suivent la mort, les sensations sont presque les mêmes, surtout quand le fœtus est accommodé, c'est-à-dire quand la tête plonge dans l'excavation. La résistance céphalique est nettement perçue et se maintient avec ses caractères pendant 5 à 6 jours. Quant à l'extrémité pelvienne, ses changements propres s'accusent peu, mais il devient de plus en plus facile de la déplacer ; enfin, elle semble se rapprocher de l'extrémité céphalique, le tronc s'incurvant ou plutôt s'affaissant sur lui-même. Quand, au contraire, la mort a précédé l'accommodation, quelques jours après on trouve la masse fœtale occupant le grand bassin, se massant, se tassant de plus en plus au niveau du segment inférieur de l'utérus.

Aussi, en pratiquant le palper dans ces circonstances, n'éprouve-t-on qu'une résistance à peine accusée au niveau de l'excavation; en déprimant le segment inférieur de l'utérus, la sensation perçue est la même.

Au contraire, dans la région supérieure, on perçoit la résistance très-nette du liquide amniotique.

Une ligne presque franchement horizontale sépare nettement la région au niveau de laquelle on ne trouve qu'une résistance molle, que de l'empâtement, de celle où se trouve la fluctuation normale.

DES SENSATIONS FOURNIES PAR LE PALPER DANS LES GROSSESSES DÉGÉNÉRÉES (MOLE HYDATIFORME, DÉGÉNÉRESCENCE VÉSICULAIRE DES VILLOSITÉS).

N'ayant eu qu'une seule fois l'occasion de pratiquer le palper chez une femme ayant une grossesse vésiculaire, j'ai donc peu d'expérience à ce sujet. Le palper me fit constater un énorme développement de la cavité utérine relativement à l'âge supposé de la grossesse. Je sentis pendant mon examen plusieurs fois l'utérus se contracter sous mes mains, et naturellement il me fut impossible de percevoir la moindre résistance fœtale, la môle n'étant pas embryonnée.

Je ne pus rencontrer également les saillies arrondies, les bosselures profondes ou superficielles signalées par les auteurs; je ne trouvai que de la résistance, de l'empâtement et pas autre chose.

Cependant la réunion de ces deux circonstances, à savoir : la cavité utérine développée et renfermant une masse gélatiniforme ou liquide, l'absence de toutes parties solides, pourra être fort utile et, dans nombre de cas, mettre tout au moins le médecin sur la voie du diagnostic.

TROISIÈME PARTIE

DES MOYENS DE FIXER ET D'ENGAGER LA TÊTE FOETALE DANS LA DERNIÈRE PÉRIODE DE LA GROSSESSE, ET DE TRANSFORMER DÉFINITIVEMENT LES PRÉSENTATIONS DE L'ÉPAULE ET DU SIÈGE EN PRÉSENTATION DU SOMMET PENDANT LA MÊME PÉRIODE.

En présence des dangers que court l'enfant lorsque, pendant l'accouchement, il se présente par l'extrémité pelvienne, en présence des accidents si graves pour la mère et l'enfant, dans la présentation de l'épaule, il n'est aucun accoucheur qui ne redoute de se trouver en présence de cas semblables. Aussi a-t-on cherché depuis longtemps déjà à faire disparaître cette léthalité, soit en perfectionnant sans cesse les opérations auxquelles on doit avoir fatalement recours dans ces circonstances, soit en essayant de trouver un traitement prophylactique, reconnaissant avec Wigand que « l'idéal de toute science et de tout art, le but de tous leurs efforts, doit être de rendre leur intervention inutile, que la vraie obstétricie ne doit pas seulement s'occuper des moyens et des méthodes propres à corriger une situation anormale, mais qu'elle doit faire un pas de plus et s'efforcer de rendre impossible cette situation anormale (1). »

Faire disparaître ces présentations : tel a été le rêve, le but de bien des accoucheurs éminents. Et je suis heureux de le

(1) Wigand, *loco citato*.

dire, de le proclamer hautement, nombre d'enfants et de femmes durent la vie aux moyens préconisés par ces auteurs, moyens qui, quoique imparfaits, ont été cependant souvent employés avec succès.

Observant ce que fait la nature pour corriger quelquefois une de ses erreurs, les accoucheurs l'imitèrent: c'est ainsi que la version par manœuvres externes vit le jour. Ayant vu ce qui se passe dans les versions dites spontanées, Wigand se mit à étudier attentivement les causes de ces changements extraordinaires et remarqua que le simple décubitus latéral de la femme, la seule pression qu'elle exerce elle-même contre son ventre pendant le travail pour le soutenir et le soulever, un ou plusieurs efforts de toux ou d'éternuement, un mouvement brusque, et d'autres circonstances analogues avaient eu une très-grande influence sur la présentation de l'enfant. «Ce que j'avais vu arriver si souvent spontanément, dit-il (1), je cherchai à le produire moi-même.»

Cette belle opération, la version par manœuvres externes, était créée!

Depuis elle fut modifiée, perfectionnée; un homme remarquable dont la science déplore la perte récente, Hubert de Louvain, sans avoir eu connaissance des travaux de Wigand, arriva quarante ans après au même résultat; il connut la même opération, en facilita le manuel opératoire, et en rendit les applications plus fréquentes.

Wigand et Hubert n'avaient en vue que la transformation des présentations de l'épaule; Matteï en France, dès 1856 (2), le premier songea à la possibilité de transformer les présenta-

(1) Wigand, *loco citato*.
(2) Matteï, *loco citato*.

tions du siége en présentations du sommet et de la théorie passa immédiatement à la pratique avec succès. Certes, je tiens à rendre justice à tous, ainsi que le prouve le chapitre consacré à l'historique, mais je cite d'abord ces trois noms parce que véritablement ils méritent d'être détachés du nombre de leurs imitateurs, car ils n'ont pas seulement perfectionné, ils ont créé.

On pourrait croire que depuis cette époque la version par manœuvres externes, en raison des succès enregistrés depuis le commencement de ce siècle, s'est vulgarisée. Ce serait une profonde erreur. Elle est si peu employée qu'aujourd'hui encore, quand, dans le monde médical, on parle de version, c'est la version podalique par manœuvres internes qui apparaît immédiatement à l'esprit des médecins.

De prime abord, ce résultat semble étrange ; en y réfléchissant, il devient facilement explicable.

En effet, depuis Wigand les accoucheurs ont bien plus cherché à imiter la nature corrigeant une mauvaise présentation au moment du travail, qu'à employer les mêmes moyens alors qu'elle agit normalement, c'est-à-dire pour produire une présentation du sommet. Aussi les lignes suivantes si justes, si vraies, dues à la plume d'un homme, dont l'esprit est toujours si largement ouvert au progrès scientifique, ces lignes, dis-je, qui semblent frapper d'impuissance la version par manœuvres externes et porter contre elles un jugement sans appel, vont nous donner la vraie raison qui l'a fait délaisser ou employer seulement par hasard.

« Pendant la grossesse, alors que les contractions utérines sont encore peu énergiques, que les parois de la matrice se laissent facilement déprimer, on peut aisément changer une présentation vicieuse par les pressions qu'on exerce sur les parties fœtales; *mais ces manœuvres sont impuissantes à maintenir en place la nouvelle présentation.* Pour obtenir ce résultat, il faut, comme dit Wigand, d'autres forces qui, pour la plupart, ne sont pas au pouvoir de l'accoucheur, mais dépendent seulement de la matrice. Celle-ci en se contractant embrasse tellement le fœtus aussitôt que sa position est modifiée, qu'elle l'empêche de reprendre sa position première. Quand il y a absence de douleurs, ou quand elles sont irrégulières et spasmodiques, on a beau donner à l'enfant telle bonne position que l'on voudra à l'aide de manœuvres externes, il reprendra une mauvaise aussitôt qu'on les aura suspendues (1). »

En un mot, les accoucheurs ont reconnu que la version par manœuvres externes, possible, facile même, est la plupart du temps inefficace pendant la grossesse, alors que pendant le travail elle est difficile souvent, impossible quelquefois, dangereuse presque toujours.

Et la version par manœuvres externes restait enfermée dans ce cercle vicieux.

Enfin, une autre raison venait rendre les indications de cette opération extrêmement peu fréquentes, je veux parler de l'insuffisance des connaissances relatives au palper, procédé d'exploration qui seul peut renseigner l'accoucheur avant le début du travail, c'est-à-dire alors que l'auscultation et le toucher ne peuvent donner aucun résultat précis sur la situation occupée par le fœtus dans la cavité utérine.

Aujourd'hui la version par manœuvres externes 1° doit sortir du cercle vicieux signalé plus haut, car on peut la rendre efficace pendant la grossesse, alors que les meil-

(1) Tarnier. *Atlas complémentaire de tous les traités d'accouchements.* Paris, 1862.

leures conditions pour la pratiquer se trouvent réalisées;

2° Elle doit devenir d'une application relativement fréquente, ou plutôt, elle doit être employée dans tous les cas où elle est nécessaire, parce que maintenant, grâce au palper, nous savons exactement, bien longtemps avant le début du travail, quelle est l'attitude du fœtus.

Dans les chapitres qui suivent je vais étudier la version par manœuvres externes au point de vue de l'historique, du manuel opératoire, des indications et contre-indications, etc., puis les moyens à employer pour la rendre efficace pendant la grossesse; enfin dans un dernier chapitre je donnerai les pièces justificatives, c'est-à-dire les observations

DE LA VERSION PAR MANŒUVRES EXTERNES.
HISTORIQUE (1).

Soupçonnée par Hippocrate, entrevue par Jacob Ruff (*Opera de conceptu et generatione Jacobi Ruffi.* Francofurti ad Mœnum, 1580), et Mercurius Scipio (*La commare o raccoglitrice*, 1604), la découverte de la version par manœuvres externes, ainsi que le dit fort justement M. Nivert, appartient de droit à Wigand, accoucheur de Hambourg.

Wigand, après avoir observé quelques cas de *version spontanée*, entreprit de produire lui-même ce qu'il avait vu arriver spontanément: « Je ne m'appliquai pas seulement,

(1) Pour toute la partie historique j'ai fait de nombreux emprunts aux remarquables travaux de Nivert : *De la version céphalique par manœuvres externes dans les présentations vicieuses du fœtus*, Paris, 1862 ; et Belin : *De la valeur du palper abdominal*, mémoire couronné par la Société centrale de médecine du département du Nord, Lille, 1866.

dit-il (1), à modifier la *présentation de l'enfant* par une *position donnée* à la femme en travail, mais encore par des *pressions externes faites à dessein et avec mesure sur le ventre et sur la matrice.* De nombreuses observations dignes de foi et des recherches faites dans ce but m'avaient déjà démontré quelle était l'influence de la position de la femme sur la présentation de l'enfant; il me restait encore quelques doutes sur le résultat qu'on pouvait attendre des pressions *externes* faites sur le ventre. Plusieurs faits cependant m'avaient semblé venir à l'appui de leur efficacité et de leur utilité. Je me rappelai des versions par la méthode ordinaire, dans lesquelles j'avais aidé la main introduite dans l'utérus par des pressions exercées avec l'autre sur telle ou telle partie du ventre, manœuvres qui avaient hâté le succès de l'opération. »

La *possibilité* d'un changement de position à l'aide de manœuvres externes lui ayant paru suffisamment démontrée, ainsi que l'*innocuité* des changements de présentation par manœuvres externes, Wigand étudia :

« 1° Quels étaient les *cas* et les *conditions dans* lesquels et *pour* lesquels un changement de présentation du fœtus à l'aide de simples pressions ou d'autres manœuvres externes était possible et devait être conseillé;

« 2° *Comment,* dans ces cas, les manœuvres externes devaient être faites, *par quoi* elles devaient être secondées et *dans quel moment* elles devaient être entreprises. »

(1) *De la version par manœuvres externes,* par Wigand, traduit par le professeur Herrgott, Strasbourg, 1857, p 5.

Conditions nécessaires pour pratiquer la version par manœuvres externes, d'après Wigand.

« La *première* condition de possibilité est que les eaux ne soient pas encore écoulées, ou *qu'elles ne le soient* que depuis peu de temps et *en partie* seulement.

« Une *deuxième* condition très-importante pour que la version par la méthode externe soit possible et praticable est la persistance des *douleurs* et des *contractions utérines*, qui ne doivent être ni *trop faibles*, ni *irrégulières*, ni *spasmodiques*.

« Les autres *conditions* dans lesquelles la version par manœuvres externes ne doit être entreprise qu'avec une grande prudence, sont : les *hémorrhagies* des organes génitaux, des *convulsions* ou des *syncopes réitérées*, des *vomissements opiniâtres*, des *ruptures de la matrice* ou *du vagin*, des *douleurs rhumatismales* ou une *inflammation de la matrice*, un *décollement prématuré du placenta*, etc., etc.

« *Contre-indications tirées du fœtus.* — La première contre-indication de la version par manœuvres externes est la *procidence du cordon.*

« La *deuxième* se trouve dans une grossesse gémellaire.

« La *troisième* dans les *convulsions de l'enfant*, l'hydrocéphalie, l'ascite : cas qui nécessitent sinon toujours, du moins ordinairement la prompte intervention de l'art.

« *Indications.* — Dans toutes les présentations anormales, quand il ne devra pas y avoir accouchement forcé :

« *Règles et manœuvres générales.* — 1° Avant tout on doit chercher par tous les moyens possibles, par l'exploration interne aussi bien que par l'exploration externe, à se faire une idée complète de la présentation et de la position de l'enfant dans la matrice.

« 2° On fera coucher la femme sur le côté où se trouve la partie fœtale que l'on veut faire arriver sur l'orifice.

« 3° Quand on se sera rendu bien exactement compte de la position anormale du fœtus, on devra faire descendre dans le détroit supérieur la partie fœtale qui est la plus rapprochée de l'orifice.

« 4° On devra chercher par des manœuvres externes à diriger vers l'orifice utérin la partie de l'enfant qui doit s'y présenter.

« 5° Aussitôt que par le toucher on s'aperçoit que les manœuvres ont déjà fait descendre la tête ou le siége sur l'orifice utérin, il faut rompre la poche, afin de fixer l'enfant dans cette meilleure position par la compression que les parois utérines exercent sur lui.

« 6° Du moment où les eaux sont écoulées, non-seulement la femme doit demeurer tout à fait tranquille, immobile, et rester couchée dans la même position pendant un bon moment ; mais il faut aussi que le ventre soit comprimé des deux côtés assez fortement et assez longtemps, jusqu'à ce que la partie qui se présente soit chassée assez bas dans l'excavation pour qu'il devienne dorénavant impossible que le fœtus reprenne sa position primitive. »

Ensuite Wigand étudie les manœuvres particulières à chaque cas et termine en montrant les avantages de la méthode nouvelle sur l'ancienne.

D'après ce qui précède, il résulte que les règles qui doivent guider l'accoucheur sont nettement formulées, les principes magistralement posés.

Aussi, n'est-on pas étonné de lire dans la préface qui précède la traduction du docteur Herrgott les lignes suivantes, dues à la plume du doyen de la faculté de Nancy : « Ce livre renferme plus de vérités et plus de préceptes utiles et pratiques, que maint livre qui contient deux fois plus de pages. »

En Allemagne, les accoucheurs, comprenant toute l'importance de cette opération, la firent passer dans le domaine de la pratique et lui consacrèrent des chapitres spéciaux dans leurs traités dogmatiques. Voyez d'Outrepont (1), Ritgen (2), Siebold (3), Busch (4), Kilian (5), Rosshirt (6), Kumpe (7), Hüter (8), Grenser (9), Scanzoni (10), Kange (11), Credé (12), Weissbrod (13), Kohl (14), C. Braun (15), Spæth (16), G. Braun (17). Les cas dans lesquels cette opération a été pratiquée avec succès se succèdentet se multiplient ainsi que le prouvent les observations

(1) D'Outrepont. *Abhandlungen und Beiträge* .., T. I, Bamberg et Würzbourg, 182?, p. 138-147.

(2) Ferd. Aug. v. Ritgen. *Anzeigen der mechanischen Hülfen bei Entbindungen*, Giessen, 1820, p. 411.

(3) Ed. v. Siebold *Lehrbuch der prakt. Entbindungskunde*. Nuremberg, 1821, § 339.

(4) D. W. Busch. *Geburtsh. Abandl.* Marbourg, 1826, p. 42.

(5) Fried. Kilian. *Operationslerhe für Geburts.*, Bonn, 1834.

(6) Eug. Rosshirt. *Die geburtsh. Operat.* Erlangen, 1842.

(7) Ed Lumpe. *Cursus der pract. Geburtsh.* Wien, 1843, p. 75.

(8) Hüter, in *Encyclopädisches Wörterbuch der mediz. Wissenschaften*. Berlin, 1847, t. XXXVI, p. 80-285.

(9) Nægele's *Lehrbuch der Geburts.* von W. L. Grenser. Mayence, 1854.

(10) Scanzoni. *Lehrbuch der Geburts.*, 3e édition. Wien, 1855, p. 740-747.

(11) Lange. *Lehrbuch der Geburts. f. Heb.*, 1851.

(12) Credé. *Klinische Vorträge üb. Geb.* 1853.

(13) Weissbrod *Leitfaden d. geb. Klin.* 1854.

(14) Hohl. *Lehrbuch der Geburts.*, 1855; Leipzig, 1862.

(15) C. Braun. *Lehrbuch der Geburts.*, Wien, 8 1857.

(16) Spæth J. *Compendium d. Geburt. für Studirende.* Erlangen, 1857.

(17) Gust. Braun. *Compendium der Operat* .. Wien, 1861.

publiées par d'Outrepont, E. Michaelis de Kiel (1), Edouard Martin (2).

Afin de donner une idée exacte concernant l'opinion des accoucheurs allemands sur cette opération, je ne puis faire mieux que de citer les lignes suivantes extraites du manuel d'accouchements de Schrœder (3), et qui permettront d'apprécier d'une façon précise les modifications apportées aux règles conseillées par Wigand :

« *De la version céphalique.* — La version céphalique ne doit être pratiquée que pour améliorer la présentation, mais jamais pour favoriser l'extraction, parce que la tête, qui se trouve au-dessus du détroit supérieur, ne se prête pas à une extraction immédiate. *On peut donc ainsi fixer des limites précises à la version sur la tête. On ne doit jamais la faire, si une circonstance quelconque réclame l'accouchement immédiat.*

« De plus, il existe encore un grand nombre de contre-indications dont une seule, étant supposé l'enfant vivant, mérite une considération toute spéciale. C'est la procidence du cordon. Le cordon fait-il procidence, alors que l'orifice n'est encore que peu dilaté, il vaut mieux laisser le cordon et l'enfant sans y toucher, puisque la tête déviée latéralement ne comprime pas le cordon. Mais si l'orifice est suffisamment dilaté, on doit préférer la terminaison immédiate de l'accouchement par la version podalique et l'extraction à la réduction du cordon suivie de la version céphalique. Toutes les autres contre-indications prises en bloc, que quelques accoucheurs ont admises, n'ont pas de valeur.

« Le plus souvent, les rétrécissements du bassin sembleront

(1) Kleinert. *Allgemeines Repertorium.* Leipzig, 1838, p. 64 et 65.
(2) Ed Martin. *Beiträge zur Gynæcologie*, 2es Heft. Iena, 1849.
(3) Carl Schrœder. *Manuel d'accouchements*, traduit par le docteur A. Charpentier. Paris, 1876, p. 296.

devoir rendre impossible la version céphalique, et pourtant, il peut assez souvent au début de l'accouchement, si le degré du rétrécissement n'est pas très-prononcé, y avoir avantage à l'employer. Si la tête est au voisinage de l'orifice, c'est un avantage, mais ce n'est pas une nécessité indispensable. L'intégrité des membranes facilite l'opération, mais la rupture de la poche des eaux ne la rend pas impossible. Il n'est en aucune façon nécessaire que l'activité des douleurs soit régulière, surtout si l'orifice n'est que peu dilaté, et même, s'il n'y a pas de douleurs, la version céphalique est facile à pratiquer, et la prolongation de l'accouchement, une fois qu'on a produit une présentation du sommet, est complétement inoffensive. Il faut repousser énergiquement l'idée qu'il est besoin que l'orifice soit complétement dilaté. C'est précisément, comme nous le verrons, lorsque l'orifice est peu dilaté, que l'on peut obtenir de cette opération des résultats tout particulièrement avantageux.

« Lorsque l'on considère les indications de la version céphalique il faut nécessairement faire une distinction entre les époques de l'accouchement.

« Matteï (1), Œsterlé (2), C. Braun (3), Hecker (4) et Hegar (5), ont conseillé de faire la version céphalique déjà pendant la grossesse.

« On peut assurément accepter ce précepte dans le cas où l'on a eu occasion de pratiquer le toucher pendant la grossesse, et cela d'autant plus que cette transformation de la présentation réussit le plus souvent sans difficulté. *Pour-*

(1) *Gaz. de Paris*, 1855, n° 2.
(2) *Schmidt's Jarhrb.*, vol. CIV, p. 76.
(3) *Allg. Wiener med. Z.*, 1862, n° 65.
(4) *Klinik d. Geb.*, II, p. 141.
(5) *Loc. cit.*

tant il ne faut pas espérer en tirer grand avantage, car précisément dans le cas où à la fin de la grossesse la tête ne se présente pas, la présentation de l'enfant offre d'habitude une grande variabilité, et par conséquent la présentation céphalique que l'on a ainsi produite a peu de chances pour se maintenir.

« La version céphalique mérite une considération bien plus grande au début de l'accouchement. Si l'orifice est encore fermé, ou s'il n'est tout au plus franchissable que pour un ou deux doigts, sauf quelques cas, la version céphalique doit être préférée à la version podalique. Et même lorsque le bassin est modérément rétréci, elle n'est pas contre-indiquée dans ces circonstances, puisque la tête a encore assez de temps pour pouvoir s'accommoder au détroit supérieur. Ce n'est que dans le cas de placenta prævia qu'il faut toujours préférer la version podalique, puisque, l'orifice étant peu dilaté, les pieds font mieux l'office de tampon que la tête.

« Matteï et Hegar ont proposé, dans les derniers temps de la grossesse ou au début de l'accouchement, de transformer les présentations du siége en présentations du sommet. Comme d'une façon générale les dernières entraînent pour l'enfant un pronostic plus favorable que les premières, on ne peut, étant supposé que la transformation se fasse sans grande difficulté, opposer à leur manière de voir aucune objection valable. »

En Belgique, le professeur Hubert de Louvain publia en 1843 un travail remarquable sur la possibilité de corriger par les manœuvres extérieures les présentations vicieuses du fœtus (1).

(1) *Quelques faits suivis de réflexions sur les présentations vicieuses du fœtus et sur la possibilité de les corriger par des manipulations extérieures.* In *Annales de Gynécologie et de Pédiatrique*, août 1843, p. 381. Voy. aussi

En lisant cet excellent mémoire on est bientôt convaincu de ce fait, à savoir que, si d'emblée Hubert est arrivé, sans connaître les travaux de Wigand, à concevoir cette opération et à donner des règles si précises déjà et si simples pour la pratiquer, c'est qu'il connaissait mieux que tous ses devanciers l'accommodation du fœtus pendant la vie intra-utérine et qu'en même temps il était familiarisé avec l'exploration externe.

Voici le résumé de l'enseignement du professeur de Louvain sur la question (1):

« 1° La version extérieure doit se faire de préférence avant le début du travail. Si le travail est déclaré, il faut la pratiquer le plus tôt possible.

« Les contre-indications sont peu nombreuses.

« 2° Elle peut réussir quelle que soit la quantité des eaux amniotiques et parfois même après l'écoulement complet des eaux.

« 3° Il faut ramener généralement au centre du bassin celle des extrémités fœtales qui s'en trouve le moins éloignée.

« 4° Pour réussir, il faut absolument : A, mettre les parois abdominales dans le relâchement le plus complet, en couchant la femme sur le dos, le thorax et les cuisses un peu relevés ; B, opérer les manœuvres dans l'intervalle des douleurs.

Encyclographie des sciences médicales, juillet et août 1843, et réponse de M. Hubert à M. Hendricke (*Annales de la Société des sciences médicales et naturelles de Malines*, 1844. T. III, p. 34).

(1) Le passage qui suit est extrait du traité d'accouchement que va faire paraître M. Hubert fils qui a eu l'obligeance de me le communiquer, ainsi que les travaux de son père, que je n'avais pu me procurer en France. Je l'en remercie bien sincèrement.

« *Procédé opératoire.*

« Faire coucher la femme sur le dos, lui fléchir les cuisses sur le bassin et lui relever légèrement le thorax.

« Supposant une présentation de l'épaule, la tête dans la fosse iliaque gauche et le pelvis dans le flanc opposé, opérer de la façon suivante :

« Se placer à droite de la femme, au niveau des cuisses, et choisissant le moment où la matrice est bien relâchée, appliquer les deux mains au-dessus et en dehors de la tumeur céphalique afin d'accrocher cette dernière avec le bout des doigts. Ceux-ci étant enfoncés profondément pour empêcher la tête de fuir en arrière, la ramener par des pressions douces et graduelles vers le centre du détroit supérieur, tandis qu'un aide reporte le pelvis vers le fond de l'utérus. S'il survient une contraction utérine, la laisser passer en se bornant à maintenir les mains en place pour conserver l'effet obtenu. »

Certainement cet enseignement n'est pas la copie de Wigand, mais n'en est pas non plus l'antithèse, ainsi que le dit Hubert fils.

Hubert père a publié un certain nombre d'observations dans lesquelles cette méthode mise en pratique a été suivie de succès.

« Lorsque, dit-il, la version est pratiquée avant le travail ou au début, on peut, pour empêcher la reproduction du mal, avoir recours à différents moyens :

« 1° L'accoucheur ou un aide tiendra les mains en place pendant quelques douleurs ;

« 2° On recommandera à la femme de rester couchée sur le côté gauche, si l'extrémité de l'ovoïde fœtal que l'on a ramenée vers l'épigastre était d'abord déviée à droite, et *vice versâ*.

« 3° Un bandage de corps, qu'il convient de passer sous les reins de la femme, avant de faire la manœuvre, remplacera ensuite l'action des mains. Voici comment on peut composer cet appareil :

« Une pelotte du volume du poing est appliquée sur la région iliaque, un peu en dehors du point où se trouvait d'abord le crâne ou le pelvis ; une grosse compresse, plus épaisse supérieurement, est placée de l'autre côté, le long du bord de l'utérus ; alors on rapproche les deux chefs du bandage de corps passé sous les reins, on les serre fortement et on les coud solidement ensemble, et, si l'on veut, avec la pelotte et la compresse sous-jacentes.

« 4° On surveillera attentivement la marche du travail et l'on s'assurera fréquemment que le vice de la présentation ne se reproduit plus ; si l'on observait quelque tendance à cette reproduction, il faudrait y parer, soit par l'action des mains, soit par la rupture des membranes, soit par l'emploi du seigle ergoté. »

En Angleterre, si la version par manœuvres externes a été complétement délaissée par les accoucheurs de la première moitié de ce siècle, il faut reconnaître qu'aujourd'hui elle est devenue classique.

Je n'en donnerai comme preuve que ce qu'en dit Barnes dans son excellent livre sur les *opérations obstétricales* (1) où, après avoir très-judicieusement montré le lien qui unit la version par manœuvres externes d'après la méthode de Wigand à la méthode bi-polaire ou bi-manuelle appelée méthode de Braxton Hicks, il donne les indications de la version

(1) Robert Barnes. *Leçons sur les opérations obstétricales et le traitement des hémorrhagies*. Traduites par le docteur Cordes. Paris, 1873.

céphalique *avant le début du travail et quand le travail est commencé.*

Quant au manuel opératoire pendant la grossesse, il le décrit d'après Œsterlé (1) et il ajoute : « Quand on a obtenu la position qu'on désire, il faut la maintenir ; un bandage approprié remplira très-bien ce but. Lazzati opère de cette manière : il maintient la position avec des coussins ou des bourrelets, qu'il fixe sur les deux extrémités de l'ovoïde fœtal.

En Amérique, les observations publiées par Barker (2) et Taylor (3) prouvent que cette opération se vulgarise et est employée également avec succès par les accoucheurs américains.

En France, ce n'est qu'en 1829 qu'on trouve, dans la 1re édition du *Traité élémentaire de l'art des accouchements* de Velpeau, décrite de la façon suivante la méthode de Wigand : « En parlant de la version céphalique, Wigand dit qu'on parvient souvent à l'opérer sans porter la main dans les organes génitaux ; il veut qu'en agissant sur l'utérus à travers les parois abdominales et en s'aidant de la position de la femme, on puisse le plus souvent ramener la tête au centre du détroit supérieur.

« Avant de connaître la doctrine du professeur allemand, j'avais déjà suivi ce précepte, et j'ai reconnu qu'en s'y conformant, il est quelquefois possible de redonner au vertex sa position naturelle ; je l'ai employée deux fois depuis avec succès avant la rupture des membranes, mais je ne pense pas que cette manœuvre soit jamais d'un grand secours, quand

(1) *Sul rivolgimento esterno.* In *Annali universali di medicina*, 1859.
(2) Barker. *Amer. Med. Times.* Juillet 1860.
(3) Taylor, *Amer, Med. Times.* Décembre 1861.

les eaux sont écoulées depuis longtemps et la matrice fortement serrée. »

P. Dubois (1) consacre à cette opération un passage important dans l'article-*version*. Mais ces lignes sont loin d'entraîner la conviction. Dubois, avec son grand sens pratique, avait bien compris les avantages qu'on peut retirer de cette opération ; mais, peu familiarisé avec le palper, il n'entrevoyait que des indications très-rares.

En octobre 1836, M. Lecorché Colombe, dit Belin (2), chef de clinique de la faculté de Paris, fit en présence de M. Ménière, suppléant alors le professeur Dubois, une version par manœuvres externes pour une présentation du siége. Cette opération ayant pleinement réussi, M. Colombe eut l'occasion de la répéter différentes fois et il présenta un mémoire sur ce sujet d'abord à l'Académie de médecine, en 1841, puis à l'Institut, en 1855, qui lui accorda une récompense (3).

En 1837, Vulfranc Gerdy (4), dans sa thèse inaugurale, émet la proposition suivante : « Les manipulations extérieures, moins pénibles et moins dangereuses que les manœuvres à l'intérieur, sont trop peu employées pour modifier la présentation du fœtus. Avant l'écoulement des eaux elles peuvent suffire, aidées d'une position convenable, pour favoriser la tendance naturelle au redressement de l'enfant ; même après l'écoulement des eaux, elles peuvent suffire encore parfois quand le fœtus conserve assez de mobilité. » Chailly-Honoré ayant pratiqué une fois avec M. Devilliers la version par ma-

(1) Dubois. *Version céphalique* (*in Dictionnaire en* 30).

(2) Belin, *loco citato*.

(3) Je n'ai pu me procurer ce travail.

(4) *Recherches et propositions d'anatomie, de pathologie, de toxicologie*. Thèse n° 128, 1837.

nœuvres externes, lui consacre un paragraphe dans son traité (1).

M. Jacquemier (2), tout en constatant que les pressions exercées sur la paroi abdominale peuvent changer favorablement la situation du fœtus, pense que, bien qu'on ne doive pas les négliger, le plus souvent elles se montreront infructueuses.

En 1855 parurent d'abord dans la *Gazette médicale* (juillet) quelques fragments du livre de M. Matteï et quelques mois plus tard le livre entier (3). Dans ce livre, dont j'ai déjà parlé à propos du palper, M. Matteï non-seulement se montre partisan de la version par manœuvres externes, mais encore, s'éloignant de la tradition, il affirme une indication nouvelle en démontrant que cette opération peut et doit être employée afin de transformer les présentations du siége en présentations du sommet. Ce n'est même que dans ce cas qu'il appelle l'opération, version céphalique ; dans les présentations de l'épaule que cet auteur n'admet pas et appelle présentations indirectes, il donne à l'opération qui a pour but de ramener la tête au centre du détroit le nom de *réduction*.

L'importance du chapitre consacré par M. Matteï à l'opération m'oblige à en citer les principaux passages :

« *De la version céphalique.* — La version céphalique est pour nous le changement d'une présentation du siége en une présentation de la tête. On a pu voir cette version s'opérer spontanément ; mais elle est surtout rare à la fin de la grossesse, à moins qu'elle ne coïncide avec une réunion de cir-

(1) Chailly-Honoré. *Traité des accouchements.* 1842.
(2) *Manuel d'accouchements.*
(3) Matteï, *loco citato.*

onstances toutes spéciales dont nous aurons occasion de arler.

« Ce que la nature avait fait, les accoucheurs ont tenté de le épéter, et l'idée de la version céphalique dans les présentations du siége a souri à quelques-uns d'entre eux, mais lle a trouvé beaucoup d'adversaires. La difficulté d'un diagnostic exact, la difficulté de l'opération, le peu d'avantages u'elle offrirait en écartant la présentation du siége qu'on lisait naturelle, les dangers même qu'on lui attribuait en la préférant à la version pelvienne dans les cas de rétrécissement du bassin : tous ces motifs et d'autres semblables ont tellement affaibli sa valeur qu'à peine si, dans les présentations du siége, elle a été conseillée par quelque accoucheur. Il n'est même pas encore prouvé pour nous qu'on l'ait pratiquée avant la rupture des membranes, surtout à cause de la difficulté où l'on était pour le diagnostic.

« C'est aux présentations du tronc et de la face qu'on l'a lutôt appliquée, et où, comme nous l'avons vu, elle ne mérite as le nom de version ; c'est surtout après la rupture des membranes dans ces cas mêmes qu'on l'a mise en pratique.

« Nous ne connaissions pas encore l'historique de la version de la tête, lorsqu'une occasion favorable de présentation pelvienne, avant la rupture des membranes, nous permit de la pratiquer avec le plus grand succès ; et comme cette opération entrait pleinement dans nos vues, nous l'avons adoptée depuis comme méthode générale. Aujourd'hui nous pouvons joindre les faits aux principes, et nous ne craignons pas de dire que la version céphalique ne tardera pas à revendiquer largement ses droits sur la version pelvienne.....

« Une condition que nous avons reconnue nécessaire à la palpation est aussi nécessaire à la version : c'est la souplesse et le peu de sensibilité des parois utéro-abdominales. Ceci fait voir déjà que la version n'est guère possible pendant les contractions du travail, ni dans les cas de tension anormale des parois utéro-abdominales, et prouve la nécessité d'examiner la femme dans le cours de la grossesse. Un autre condition est que le fœtus conserve dans la cavité amniotique une suffisante liberté pour pouvoir effectuer la version sans exercer de violence ni sur lui ni sur la mère, et cette condition indique *a priori* le temps pendant lequel la version doit être pratiquée : c'est celui qui sépare le sixième mois du milieu du neuvième. Dans le dernier mois, en effet, le fœtus acquiert surtout du tissu adipeux, et les eaux amniotiques, si elles ne diminuent pas alors de volume, n'augmentent pas en proportion des autres temps de la grossesse. Une autre condition, qui est la conséquence de la précédente, c'est que le siége de l'enfant ne soit pas déjà engagé dans l'excavation. Lorsque la présentation du siége est indirecte et que les pieds correspondent à n'importe quel point du grand bassin, la version est possible même au moment du travail, mais elle ne l'est plus lorsque la présentation est directe, et que le siége lui-même s'engage dans le segment évasé de la matrice.

« Les quinze derniers jours de la grossesse sont précisément le temps le plus favorable à cet évasement, et lorsque le siége s'y est commodément placé, il est difficile de le déloger. Ainsi il nous est arrivé de tenter en vain la version une fois huit jours après que des contractions douloureuses avaient commencé à paraître, et lorsque la poche cependant n'était pas percée. Une autre fois il a été impossible de la pratiquer peu de jours avant le travail. Voilà pourquoi l'on doit examiner la femme et faire la version quand il le faut, pendant les septième et huitième mois ou au commencement du neuvième.

« Plus on se hâte de faire la version, plus elle est facile ; plus on est utile à la femme en soulageant les incommodités ordinaires d'une grossesse où il y a présentation du siége, plus on est utile au fœtus en conjurant l'accouchement prématuré, qui est quelquefois la conséquence de ces présentations. Un seul cas pourrait permettre d'attendre, c'est celui où une hydropisie amniotique laisserait le fœtus très-mobile dans tous les sens, et permettrait d'espérer ou une version spontanée, ou de déloger du détroit supérieur ce qui était engagé.

« Une dernière condition nécessaire à la version est qu'aucun obstacle (tumeurs, brièveté du cordon, etc.) ne s'oppose aux manœuvres ou aux mouvements qu'on fait exécuter au fœtus.....

« Autant les récidives des présentations indirectes du sommet sont fréquentes après la réduction, autant celles d'une présentation du siége après la version céphalique sont rares ; c'est tout au plus si elles restent en présentations indirectes au sommet, et que l'on peut réduire comme si elles étaient primitives. Les récidives, cependant, peuvent arriver quelquefois ; et alors elles ont plusieurs causes, dont les principales sont une grande mobilité du fœtus, le peu d'évasement du segment inférieur de l'utérus, une forte inclinaison de cet organe, mais surtout un rétrécissement considérable du détroit supérieur.

« Lorsque le fœtus est mobile, et qu'il y a récidive après une première version, il faut y revenir une ou plusieurs fois. Dans un cas semblable, c'est seulement après avoir opéré trois fois la version que le fœtus s'est enfin maintenu en présentation directe du sommet. Ici la version est très-facile à cause de l'abondance des eaux amniotiques. Dans le cas de nouvelles récidives, il faut maintenir le fœtus par une ceinture adaptée à cet effet, et dont nous parlerons plus loin. Si, malgré ces moyens, la présentation du siége se renouvelait, ce qui est rare, il faudrait profiter de la mobilité du fœtus pour pratiquer la version au commencement du travail, et la maintenir jusqu'à ce que la tête soit engagée dans le détroit. Si la dilatation est complète ou près de l'être, on perce les membranes pour mieux fixer la présentation. Lorsque la récidive tient à une forte inclinaison de l'utérus, on comprend bien qu'elle se renouvellera tant qu'on n'aura pas remédié à la déviation de cet organe, ce qui s'obtient encore par la ceinture hypogastrique.

« L'évasement du segment inférieur de l'utérus a lieu en partie par le poids que le fœtus exerce sur ce point, et l'on comprend que si la tête ne repose pas sur l'aire du détroit supérieur,son poids ne peut plus favoriser cet évasement. Ce qu'il y a à faire pour le favoriser, c'est donc de le maintenir sur ce détroit à la faveur de la ceinture hypogastrique. Un cas seul peut y mettre obstacle, c'est celui de l'insertion du placenta près du bord de l'orifice. Le paquet placentaire, qui aura été souvent alors cause de la mauvaise présentation, s'opposera aussi à l'évasement, bien que l'orifice interne reste à découvert. Ce sont ces cas qui offrent fréquemment des hémorrhagies pendant le travail, mais où la grossesse n'arrive pas moins assez souvent à terme.

« Enfin les récidives qui tiennent à un rétrécissement au détroit supérieur ne peuvent pas nous donner un accouchement physiologique, et sortent, par conséquent, de notre cadre. »

Dans le chapitre : *Des soins à donner à la mère*, M. Matteï donne les indications suivantes à propos de l'application de sa ceinture :

« Cette ceinture, qu'on a conseillée depuis longtemps sans y insister suffisamment, rendra des services immenses lorsqu'elle sera appliquée avec intelligence. Ainsi il ne faudrait pas attendre, pour l'appliquer, qu'une éventration ni une procidence extraordinaire de l'utérus aient lieu, ni jusqu'au dernier mois de la grossesse, car alors le mal est fait ; elle pourrait être même nuisible dans ce cas en changeant tout à coup les pressions viscérales. Il faut mettre cette ceinture chez toutes les femmes à tempérament un peu lymphatique, ou chez lesquelles on a des raisons pour croire que l'état de la grossesse ne sera pas physiologique, et il faut la mettre dès le septième mois de la gestation.

« Pour qu'elle soit utile, il n'est pas nécessaire qu'elle serre au point d'être gênante ; elle doit soutenir et non comprimer l'abdomen. Si, lorsque la grossesse avance, on constatait une déviation vicieuse de l'utérus, on pourrait même ajouter à cette ceinture de petits coussinets pour augmenter la pression là où elle est nécessaire ; mais ces coussinets deviennent utiles surtout lorsqu'il s'agit de maintenir une réduction ou une version céphalique, qui ont de la tendance à la récidive.

« Dans ces derniers cas un bandage de corps pourra tenir lieu de ceinture ; mais ce bandage, avec les coussins dont on peut le garnir, devient bientôt incommode et il ne doit être employé qu'aux derniers jours de la grossesse (1). »

En 1857, M. le professeur Herrgott, en traduisant le mémoire de Wigand (2), dont une partie avait été traduite déjà par le docteur Belin (3), rendit un service véritable à la science

(1) Mattei, p. 207-208.

(2) Ce mémoire, qui avait été en 1812 envoyé à l'Académie par Wigand lui-même, ne reçut pas l'honneur de l'impression et resta complétement ignoré.

(3) Belin. Thèse de Strasbourg, 1856.

obstétricale. Aussi depuis cette époque trouve-t-on un chapitre consacré à cette opération dans nos traités classiques.

En 1858, le docteur Ducellier de Genève soutenait une très-bonne thèse sur la version par manœuvres externes.

En 1862, le docteur Nivert, également dans sa thèse inaugurale, après avoir fait l'historique de la question, se montre partisan déclaré de la version par manœuvres externes, et donne, à la suite de sa savante monographie, treize observations personnelles toutes suivies de succès pour la mère et pour l'enfant.

Enfin en 1866, le docteur Belin publia un remarquable mémoire sur la version par manœuvres externes suivi de trois observations personnelles. Ce mémoire fut couronné par la société de médecine du département du Nord.

Grâce à tous ces travaux, ainsi qu'aux leçons du professeur Stoltz, la méthode de Wigand est aujourd'hui parfaitement connue. Est-elle populaire pour cela? est-elle souvent employée? A ces deux questions je puis répondre par la négative. Et la raison de ce fait en apparence paradoxal se trouve exposée aussi bien dans le chapitre que Cazeaux (1) consacre à la version par manœuvres externes que dans celui de Tarnier sur la même opération dans l'*Atlas complémentaire de tous les traités d'accouchements* et dont j'ai déjà donné un extrait plus haut, à savoir : inefficacité de l'opération pendant la grossesse; difficulté de l'opération pendant le travail, et je me permettrai d'ajouter : connaissance insuffisante du palper.

(1) Cazeaux. Revu par Tarnier, p. 952, 8e édition.

MANUEL OPÉRATOIRE.

Avant de pratiquer l'opération, il est nécessaire de faire placer la femme convenablement : dans le décubitus dorsal et horizontal, les membres inférieurs étendus et légèrement

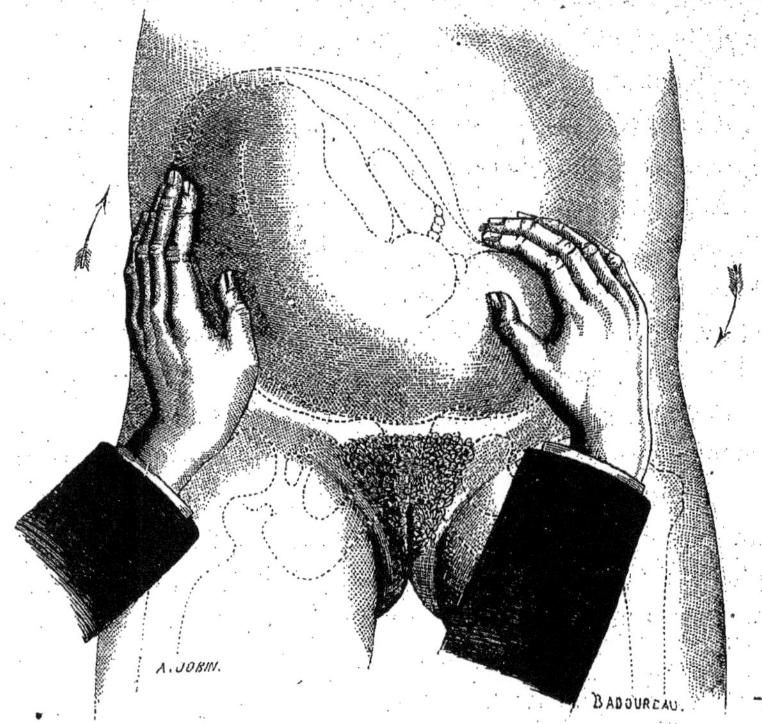

Fig. 26. — Position des mains et direction des pressions, pour ramener la tête par manœuvres externes au-dessus de l'aire du détroit supérieur, dans la présentation de l'épaule.

écartés, les bras étendus le long du corps, etc., comme lorsqu'on veut pratiquer le palper.

Si pendant l'opération une contraction survient, il faut cesser toute pression et attendre le relâchement complet.

Deux cas seulement peuvent se présenter :

1° La tête repose au niveau d'une des fosses iliaques et le siége est dans le flanc opposé ;

2° La tête est en rapport avec le segment supérieur de l'utérus, le siége est en bas.

Lorsque la présentation est franchement transversale comme le montrent les fig. 24 et 25, le manuel opératoire est sensiblement le même que celui qu'on doit employer dans la présentation du siége.

La tête repose au niveau d'une des fosses iliaques et le siége est dans le flanc opposé.

Appliquer dans ce cas une main sur l'extrémité céphalique, l'autre sur l'extrémité pelvienne, et par une pression lente et *soutenue* exercée en sens inverse sur l'une et l'autre extrémité, ramener les deux pôles fœtaux sur la ligne médiane (voy. *fig.* 26).

Cette manœuvre est des plus simples, je ne l'ai jamais vue échouer pendant la grossesse. M. Nivert recommande de n'agir que sur l'extrémité céphalique, pensant que les forces dirigées en sens inverse se nuisent plutôt qu'elles ne se complètent ; je ne suis nullement de cet avis, au contraire, je suis persuadé : 1° que les pressions exercées en sens inverse ne se contrarient nullement, 2° que les pressions exercées sur l'extrémité pelvienne sont plus efficaces que celles exercées sur l'extrémité céphalique, c'est-à-dire se transmettent bien plus facilement au tronc que celles exercées sur l'extrémité céphalique, 3° que dans certains cas où l'enfant est volumineux, ou bien, lorsque l'utérus est mal formé et a son grand axe transversal ou oblique, la simple pression céphalique serait insuffisante, ainsi que j'ai pu le constater plusieurs fois avec M. Tarnier.

La tête est en rapport avec le segment supérieur de l'utérus, le siége est en bas.

Ici le premier temps de l'opération consiste à mobiliser le fœtus.

Chez les multipares généralement cela est facile, les deux extrémités sont le plus souvent accessibles et la laxité des parois abdominales antérieures permet de mobiliser le fœtus en totalité. Chez les primipares, surtout dans une période rapprochée du terme, alors que la présentation est le résultat d'une véritable accommodation, les deux extrémités peuvent se dissimuler et n'offrir qu'une prise imparfaite aux mains de l'opérateur.

Tantôt la tête est plus ou moins profondément engagée sous les fausses côtes, et, dans ce cas, une portion de la masse intestinale vient s'interposer entre la paroi abdominale et l'utérus. Il faut alors chercher à déplacer la tête soit en l'abaissant latéralement, soit en déplaçant le siége, et les mouvements communiqués ont presque toujours pour résultat de rendre la tête plus superficielle et par cela même plus accessible.

Tantôt la tête est préhensible, mais l'extrémité pelvienne, bien que non engagée, se présentant d'aplomb au niveau de l'aire du détroit supérieur, proémine légèrement dans l'excavation. Cela s'observe surtout dans la variété du siége décomplétée (fesses). Il est nécessaire alors, pour rendre l'extrémité pelvienne accessible, et en même temps pour rendre possible l'évolution du fœtus, de soulever légèrement cette extrémité en introduisant un doigt dans le vagin et en repoussant en haut le segment inférieur de l'utérus sur lequel appuie la région fœtale qu'on dirige vers l'un des côtés du grand bassin. Ce temps de l'opération n'est ni difficile pour l'opérateur, ni douloureux pour la femme, ni dangereux pour l'enfant.

On pourrait, pour faciliter le déplacement du siége, exercer en même temps une légère pression dirigée en sens opposé sur l'extrémité céphalique, imitant en cela le manuel opératoire de la version bi-polaire.

Les deux extrémités étant mobilisées et accessibles, les

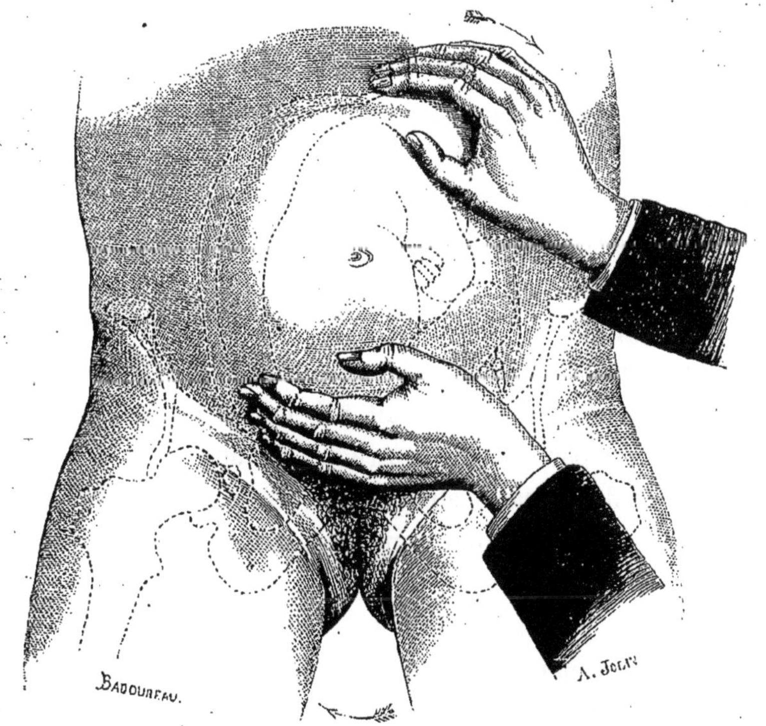

Fig. 27. — Position des mains et direction des pressions dans la version céphalique par manœuvres externes, le siége étant en bas.

mains étant appliquées sur elles, il faudra exercer des pressions lentes et soutenues, de façon à faire remonter le siége et à faire descendre la tête *par le chemin le plus court* (voy. *fig.* 27).

Quelques auteurs ont recommandé de toujours diriger les pressions dans le sens de la flexion ; bien qu'on réussisse en procédant ainsi dans la pluralité des cas, il n'en est pas moins vrai qu'il est nécessaire dans quelques cas d'agir autrement. Je dois déclarer que je n'ai jamais vu de déflexion de l'extrémité céphalique se produire. Il n'en serait peut-être pas ainsi si l'on n'agissait que sur l'extrémité céphalique.

Je le répète, dans tous les cas les pressions exercées sur l'extrémité pelvienne m'ont toujours paru plus efficaces que celles exercées sur l'extrémité céphalique.

Il est bien entendu que si après quelques tentatives, l'évolution n'avait aucune tendance à se produire, il faudrait s'arrêter ainsi que je l'ai indiqué au chapitre contre-indication. Mais il faut savoir également que si chez les multipares cette opération est facile et rapide, on éprouve plus de difficultés chez les primipares. Chez elles les pressions doivent être plus soutenues, plus prolongées, et encore ne réussit-on pas dans tous les cas, bien qu'on ait pris toutes les précautions, afin de n'avoir pas à lutter contre la contraction involontaire des muscles de la paroi abdominale. L'année dernière, à la Maternité, chez une femme couchée à la salle Sainte-Adélaïde et enceinte de 8 mois 1/2 environ, M. Tarnier ayant diagnostiqué une présentation du siége, essaya en vain de pratiquer la version par manœuvres externes. Ayant essayé, je ne fus pas plus heureux. La paroi abdominale chez cette femme était très-épaisse et constamment tendue. M. Tarnier, afin d'obtenir le relâchement de cette paroi, fit donner du chloroforme jusqu'à résolution complète ; et dans cet état, nous ne pûmes ni l'un ni l'autre faire évoluer l'enfant.

Certainement dans ce cas, tout étant normal ainsi que cela fut constaté lors de l'accouchement, ce fut la tonicité de la paroi abdominale et peut-être de la paroi utérine qui, en s'opposant à l'agrandissement des diamètres transverses de la cavité utérine, empêcha l'évolution fœtale. Peut-être qu'en opérant plus tôt, la version eût été possible ?

Ainsi qu'on le voit, je ne fais mention ni des frictions recommandées par Wigand, ni du décubitus latéral recommandé par Hubert, car ces différents procédés sont toujours douloureux pour les femmes et ne réussissent que fortuitement. Bien que je ne veuille en aucune façon étudier ici si dans certains cas de rétrécissement du bassin, la présentation du sommet est plus désirable que celle du siége, je dois cependant dire quelques mots concernant la version pelvienne par manœuvres externes.

Je ne pratiquai cette opération qu'une seule fois à la Maternité, chez une femme enceinte de huit mois environ et ayant un rétrécissement du bassin (diamètre promonto-pubien minimum, 8 c. m.). Dans ce cas, dont je donne l'observation, la tête était au-dessus du détroit supérieur. J'opérai en plaçant mes deux mains sur les deux extrémités fœtales, comme dans la version céphalique, et le siége s'abaissa facilement. Je crois qu'il n'y a pas d'autres règles à suivre.

Rétrécissement du bassin. — Pas de présentation. — Version céphalique par manœuvres externes. — Ceinture. — Version pelvienne par manœuvres externes. — Ceinture. — Accouchement prématuré artificiel. — Enfant vivant.

(Communiquée par le docteur Ribemont.)

Femme B..., 35 ans.

1er accouchement le 31 juillet 1875. Présentation du sommet. Application du forceps par M. Polaillon. Tractions mécaniques à l'aide de la machine de Pros. Enfant mort.

Garçon pesant 3800 gr. Les tractions avaient été portées à plus de 40 kilog.

La deuxième grossesse a débuté en avril 1877. Dernières règles du 23 avril au 27.

Femme petite, touchée par le rachitisme vers l'âge de un an et demi. Fracture de la cuisse gauche à cette époque. Le membre inférieur présente un raccourcissement de 8 centimètres.

Réglée à 11 ans, et depuis régulièrement pendant cinq jours. Entrée à la Maternité le 24 octobre.

Abdomen développé. Liquide amniotique abondant. Au-dessus de l'aire du détroit supérieur, on sent par le palper une masse assez volumineuse se continuant du côté du flanc droit avec une surface plane résistante. Au-dessus de l'ombilic, partie paraissant plus régulière que celle qui avoisine le détroit supérieur, difficile à limiter, fuyant très-facilement sous les mains.

Bruits cardiaque au niveau et à droite de l'ombilic, col large, ferme, orifice externe entr'ouvert, largement déchiré.

Le doigt arrive facilement sur l'angle sacro-vertébral et peut également explorer la face antérieure de la vertèbre sacrée. Neuf centimètres sans déduction.

La malade reste en observation tout le mois de novembre sans que l'enfant abandonne sa situation.

Le 8 décembre, M. Pinard pratique, sur l'invitation de M. Tarnier, la version par manœuvres externes et ramène très-facilement l'extrémité céphalique au niveau de l'aire du détroit supérieur. — Application de la ceinture.

Les jours suivants on constate que la tête est restée en bas.

Le 23, la malade relâche sa ceinture après avoir enlevé les sous-cuisses. Le lendemain la tête était dans l'hypocondre droit, le siége dans la fosse iliaque gauche, le dos regardant en avant et en bas.

Version pelvienne par manœuvres externes. Le siége est ramené directement au niveau de l'aire du détroit supérieur. Application de la ceinture.

Le 29 au matin, le siége n'a pas bougé. M. Tarnier, déterminé à provoquer l'accouchement, introduit à dix heures, dans l'utérus, un de ses dilatateurs. Apparition des premières douleurs à onze heures du matin. Elles sont peu énergiques jusqu'à neuf heures du soir. A ce moment elles deviennent plus intenses. La femme monte à la salle d'accouchements. Col effacé. Dilatation de un centimètre et demi de diamètre.

Présentation du siége en S. I. D. A.

Dilatation complète le 30 décembre, à 6 h. 45 du matin.

Terminaison spontanée à 7 heures du matin.

Enfant vivant. Fille pesant 2950 grammes.

INDICATIONS ET TEMPS D'ÉLECTION DE L'OPÉRATION.

Pendant la grossesse: 1° Dans tous les cas où, après huit mois de gestation, la tête occupe soit une des fosses iliaques, soit le segment supérieur de l'utérus, il est nécessaire de pratiquer la version céphalique par manœuvres externes. Il est indispensable de bien définir et de légitimer, si faire se peut, ces indications multiples.

En effet, d'après ce que nous connaissons de l'histoire du fœtus pendant la vie intra-utérine, il résulte que quand à huit mois la tête ne plonge pas en totalité ou en partie dans l'excavation, on peut affirmer que l'accommodation est ou anormale ou incomplète, ou bien fait défaut tout à fait.

Donc il faut et on doit y remédier en commençant par pratiquer la version par manœuvres externes.

Mais, m'objectera-t-on et non sans une apparence de raison: Est-ce qu'on ne voit pas souvent l'évolution se faire et la tête se présenter au niveau du détroit supérieur et s'engager, soit dans les dernières semaines de la grossesse, soit même au début du travail? Cela est parfaitement exact, mais ce qui ne l'est pas moins, c'est que le fœtus n'évolue pas toujours, ainsi que le prouve le nombre des mauvaises présentations. Donc si, après avoir constaté l'attitude vicieuse du fœtus à l'époque que j'indique, on n'intervient pas, on livre la femme et l'enfant au hasard. Que ne dirait-on pas aujourd'hui, et avec raison, d'un accoucheur qui, confiant dans les ressources de la nature, comptant sur une version spontanée, se croiserait les bras en face d'une présentation de l'épaule chez une femme en travail? Cependant on a noté un certain nombre de versions spontanées. Et ne serait-ce pas agir dans le même ordre d'idées que de faire de l'expectation pendant le dernier mois de la grossesse? Oui je sais bien que M. Tarnier a écrit: « dans bon nombre de cas les contractions auraient suffi à rectifier la présentation et auraient amené un accouchement heureux », mais c'était à l'époque où il faisait avec raison suivre les lignes précédentes des suivantes: « Inutile pendant la grossesse, impossible quand l'épaule est profondément engagée, la version externe n'est, selon nous, applicable qu'à des cas exceptionnels, alors elle a des avantages incontestables sur la version interne (1). »

Mais aujourd'hui l'opinion de mon cher maître touchant la version par manœuvres externes a complétement changé.

(1) Tarnier, *loco citato*.

Et sachant combien il est facile de rendre l'opération efficace pendant la gestation, il n'hésite plus à conseiller de la pratiquer et à la pratiquer lui-même pendant cette période.

Bien plus, il m'autorise à publier le fait suivant, afin de démontrer combien il est imprudent de compter toujours sur les ressources de la nature.

Présentation du plan latéral gauche. — Version par manœuvres externes. — Application de la ceinture du docteur Pinard. — Suppression prématurée de la ceinture. — Reproduction de la présentation de l'épaule. — Version podalique.

(Observation communiquée par M. Ribemont, interne de la Maternité.)

Noubant, femme Ducrot, 31 ans, huitième grossesse. — Cette femme, bien conformée, réglée à dix ans, et depuis chaque mois pendant huit jours abondamment, a eu cinq de ses grossesses terminées à terme par des accouchements naturels. Présentation du sommet.

Deux autres se sont terminées par un avortement dont on ne retrouve pas la cause.

Elle entre le 10 juillet à la Maternité, salle Sainte-Adélaïde, nº 2. Elle se croit près de son terme. Dernières règles du 18 au 24 septembre.

Pendant sa grossesse elle a souffert de douleurs abdominales assez vives. Syncopes. Troubles gastriques.

L'abdomen est développé comme dans une grossesse de neuf mois, sans que cependant le fond de l'utérus remonte beaucoup au-dessus du niveau de l'ombilic.

L'excavation pelvienne explorée par le palper est trouvée inoccupée. Mais dans la fosse iliaque droite on trouve la tête, qui ballotte facilement. Dans le flanc gauche on sent l'autre extrémité du fœtus. On ne distingue pas nettement les membres inférieurs.

Allant de l'un à l'autre des pôles, on trouve un plan résistant large.

Le diagnostic est : présentation de l'épaule gauche en position acromio-iliaque droite.

Auscultation. Bruits du cœur perçus sur la ligne médiane, à égale distance de l'ombilic et du pubis.

Toucher. Bassin normal. Excavation pelvienne vide. Col mou perméable au doigt, mais ayant encore une certaine longueur.

Le 15 juillet, M. Tarnier pratique la version par manœuvres externes, et la tête étant amenée au détroit supérieur, applique, pour immobiliser le fœtus dans sa nouvelle présentation, la ceinture Pinard.

Les jours suivants, la tête n'a pas quitté l'aire du détroit supérieur, mais elle n'est pas engagée.

Le 20 juillet, M. Tarnier voulant savoir si elle conservera sa situation, en l'absence de la ceinture, enlève celle-ci.

Le lendemain et le surlendemain, les choses restent dans le même état.

Le 23, la malade remonte au dortoir par suite de l'évacuation de la salle Sainte-Adélaïde, et est, à partir de ce moment, perdue de vue.

Le 30, à sept heures du soir, la femme Ducrot entre en travail et monte à la salle d'accouchements.

Le col effacé présente une dilatation équivalant aux dimensions d'une pièce de 5 francs.

La présentation transversale s'est reproduite.

Épaule gauche en acromio-iliaque droite.

Poche d'eau volumineuse ne permettant pas d'atteindre de portion fœtale.

A 10 h. 30 la dilatation est complète.

Version pelvienne faite par l'aide de service.

Enfant vivant assez volumineux du sexe féminin.

Poids : 3280;

Longeur : 48 cent. ;

Diamètre : OM 13 cent. ;

— Bi P. 9 cent.

Exeat le 11 août.

Ainsi, dans ce cas l'on peut voir que, non-seulement la contraction utérine se montra impuissante à corriger la mauvaise présentation, mais encore que la version par manœuvres externes fut complétement inutile dès que la ceinture fut enlevée.

Au point de vue du résultat, on n'eut rien à déplorer, puisque l'enfant vint vivant et la mère se rétablit très-bien, mais qui donc oserait affirmer que ni l'un ni l'autre n'ont couru de dangers?

Depuis quatre ans, en dehors du fait que je viens de citer, je n'observai qu'un seul cas de présentation de l'épaule qui fût confié incomplétement aux soins de la nature ; dans tous les autres cas, l'intervention eut toujours un plein succès. Voici en quelques mots le fait auquel je fais allusion :

Le 28 février 1876, une femme secondipare, enceinte de huit mois environ, était couchée au n° 28 de l'hôpital des Cliniques. A l'examen, le palper fit reconnaître une présentation de l'épaule. Le toucher ne permit d'atteindre aucune partie fœtale. La version fut pratiquée et la ceinture appliquée séance tenante. Le 2 mars au matin, une femme commençant à souffrir un peu fut reçue dans la salle. Examinée immédiatement, on reconnut que l'enfant se présentait par l'extrémité pelvienne. Je fis alors devant le professeur Depaul et les élèves, la version par manœuvres externes et j'appliquai la ceinture ; mais comme à ce moment je n'en possédais qu'une dans le service, je fus obligé de prendre celle qui était appliquée sur l'autre femme couchée au n° 28, pensant que, puisqu'elle n'était enceinte que de huit mois et demi environ, j'aurais le temps de m'en procurer une autre et de la lui appliquer. Au moment où je l'enlevai, la tête commençait à proéminer dans l'excavation.

Le soir même, les deux femmes étaient en travail à la salle d'accouchement; mais tandis que celle qui avait la ceinture, c'est-à-dire celle chez laquelle j'avais fait la version céphalique par manœuvres externes alors que le siége se présentait primitivements; était dans la période d'expulsion normale d'un accouchement par le sommet, l'autre avait les cuisses écartées et une main faisait saillie à la vulve ! La présentation de l'épaule s'était reproduite.

Je n'oublierai jamais cette journée remplie par deux faits si démonstratifs et se passant devant un nombre considérable d'élèves ! Donc, on le voit, il ne faut pas trop compter sur cette bonne Nature.

On peut, m'objectera-t-on encore, surveiller attentivement la femme pendant les derniers mois et intervenir seulement dans les derniers jours ou même au début du travail si la présentation reste mauvaise.

Effectivement cela peut se faire, mais les membranes ne peuvent-elles se rompre prématurément? Sera-t-on toujours présent au début du travail? Et puis enfin qui donc peut affirmer, à quelques jours près, l'âge d'une grossesse? Combien de femmes accouchent quinze jours, trois semaines, un mois même avant le moment prévu? Tous les accoucheurs le savent, et je ne parle pas seulement d'accouchements préma-

13

turés, mais bien d'accouchements à terme. Enfin la dernière raison qui m'a fait assigner le terme de huit mois, comme *temps d'élection*, c'est qu'à cette époque le fœtus, incomplétement développé, jouit dans la plupart des cas d'une mobilité suffisante pour évoluer suivant tous ses axes. Plus tard, l'évolution du fœtus suivant son axe longitudinal devient difficile et quelquefois même impossible.

Si la présentation de l'épaule constitue une indication formelle et acceptée par tout le monde, il n'en est pas de même de la présentation du siége.

Pour quelques auteurs, le professeur Hubert de Louvain entre autres, la présentation du siége doit être considérée comme normale, et par conséquent on ne doit point essayer d'y substituer une-présentation du sommet. Je suis étonné qu'un homme de la valeur d'Hubert, d'une si grande expérience, ait porté un jugement pareil ! Comment, quand, d'après la statistique de madame Lachapelle, on voit qu'il meurt un enfant sur dix; quand, d'après la statistique faite pour le Haut-Rhin Badois, Hegar (1) cite les relevés suivants :

Pour les enfants, dans les présentations du siége		35	pour 100 morts-nés.
		5	pour 100 morts le 1er jour.
Dans les présentations du sommet		2, 4	pour 100 morts-nés.
		1	pour 100 morts le 1er jour.
Pour les femmes.	Sommet	0, 57	pour 100 mortes.
	Siége.	1	pour 100 mortes.

Quand Hecker, dans son livre (2), évalue la mortalité dans

(1) Hegar. In *Deutsche Klinik*, n° 33, 1866.
(2) *Klinik der Geburtsh.*, t. 2.

la présentation du siége à 22 pour 100, comment est-il possible d'admettre que l'accouchement par le siége soit un accouchement normal? Naturel au point de vue du mécanisme? oui ; au point de vue du résultat? non.

Je comprends bien mieux Velpeau (1) et Maygrier (2) qui décrivent cette présentation dans la partie de leurs traités, intitulée : Eutocie non naturelle.

Aussi, en raison d'un pronostic tel qu'on n'en rencontre de semblables que dans les plus terribles maladies, je pense que tous les efforts faits pour substituer une position du sommet à une présentation du siége sont légitimes, je dirai plus, doivent être tentés dans tous les cas.

D'autres auteurs ont considéré la version céphalique dans la présentation du siége comme dangereuse et pour la mère et pour l'enfant, ou bien comme impossible. « Ainsi, dit Scanzoni (3), même dans le cas où le corps du fœtus possède une assez grande mobilité, il sera encore assez difficile d'amener la tête vers le détroit supérieur, quand elle en sera éloignée. Voilà pourquoi une des conditions indispensables au succès de l'opération est que la tête du fœtus soit rapprochée du détroit supérieur. » Aussi l'indication formulée bien nettement pour la première fois par Matteï, en 1856, fut-elle vivement attaquée aussi bien en France qu'à l'étranger.

Jamais, s'écriait Martin à la société obstétricale de Berlin (4), aucun médecin allemand n'oserait pratiquer la version céphalique dans le cas de présentation du siége !

(1) Velpeau, *loco citato*. Tome Ier, article 2, page 531.
(2) Maygrier. *Nouvelles démonstrations d'accouchement*. Paris, 1840, p. 301.
(3) Scanzoni, traduit par Picard, page 301.
(4) Voyez in *Monatsschrift für Geburtsk*. Tome XVI, page 1. 1860.

Malgré cet anathème prononcé par le professeur de Berlin, l'idée a fait son chemin.

Voici, en effet, comment Hegar s'exprime dans un excellent article sur la version par manœuvres externes (1) :

« Si l'on songe que les présentations du siége sont plus défavorables pour l'enfant et même pour la mère, je ne vois pas pourquoi on ne laisserait pas un semblable procédé s'établir, s'il est prouvé qu'il est sans inconvénient pour la mère. La version céphalique par manœuvres externes dans les présentations du siége est parfaitement justifiée, quand il n'y a pas de contre-indication, comme dans les cas de rétrécissement du bassin ou de mort de l'enfant.

« Mais on ne pourra juger définitivement cette opération qu'après un grand nombre d'observations faites.

Loin de recommander cette opération dans tous les cas, cependant, *à priori*, je ne crois pas qu'il y ait d'objection à lui faire, et je pense que les résultats que je vais donner provoqueront de nouvelles tentatives. »

OBSERVATIONS ABRÉGÉES CITÉES PAR HEGAR.

1re *Observation.* — Secondipare à terme. — Présentation du siége. — Début du travail. — Col effacé. Un doigt introduit dans le vagin soulève le siége pendant qu'il abaisse la tête, la version s'opère facilement. La femme est placée dans le décubitus et de plus on applique un coussin sur la tête du fœtus. Version pratiquée à une heure ; à trois heures, douleurs fréquentes, accouchement à neuf heures du soir. — Présentation du sommet en O. I. G. A.

2e *Observation.*—Femme de vingt-huit ans; tertipare; accou-

(1) Hegar, in *Deutsche Klinik*, n° 33, 1866.

chements précédents normaux ; examen le 5 juin : présentation longitudinale ; siége. On pratique la version par pression sur la tête et le siége, et le toucher fait bientôt reconnaître que la tête est en bas.

Le 8 juin. Tête dans le flanc gauche, siége à droite, présentation transversale. On ramène la tête en bas.

Le 9 juin. Douleurs régulières. — Tête à gauche au-dessus de l'ombilic. L'assistant cherche à faire la version et ne réussit pas tout d'abord, mais quelque temps après les contractions s'étant ralenties, la version peut être pratiquée.

Le 10 juin. Accouchement. Présentation du sommet en O.I.G.A.

3e *Observation.*— Elisa... 37 ans, tertipare.— 29 mai, premier examen : ventre en besace ; pas de partie fœtale engagée; tête en haut, siége en bas. Version facile après deux essais.

30 mai. Tête remontée en haut et à droite, siége au-dessus des pubis.

Un élève pratique facilement la version.

Les recherches répétées les jours suivants montrèrent constamment la tête au niveau du détroit supérieur. Accouchement par le sommet dans la nuit du 26 au 27 juin. Enfant vivant. Mère bien portante comme dans les deux autres cas.

J'ai tenu à donner ces observations, car elles sont instructives à tous égards. Elles démontrent :

1° Que dans la présentation du siége, la version céphalique est possible ;

2° Qu'elle n'est dangereuse ni pour la mère ni pour l'enfant ;

3° Que la présentation peut se reproduire même après plusieurs versions.

En lisant les observations consignées à la fin de ce chapitre, on verra que dans toutes les versions céphaliques pratiquées dans la présentation du siége, il n'est jamais rien arrivé de fâcheux ni pour la mère ni pour l'enfant.

Tous les auteurs considèrent l'insertion vicieuse du placenta comme une contre-indication. Loin d'être de leur avis, je considère cet accident de la grossesse comme une indication formelle.

Aujourd'hui que l'accouchement forcé est justement proscrit, on ne doit songer à extraire le fœtus que quand l'orifice est dilaté ou dilatable. Eh bien ! dans ce cas la version ou l'extraction par les pieds est-elle préférable à une application de forceps ? Je ne le pense pas.

De plus, je ne sais si l'avenir permettra d'enregistrer des faits semblables, mais dans un cas d'insertion marginale du placenta ayant déjà amené trois fortes hémorrhagies, je pratiquai la version par manœuvres externes, et, ayant forcé ensuite pour ainsi dire le fœtus à s'engager, l'hémorrhagie ne se reproduisit ni pendant la grossesse, ni pendant le travail. Voici du reste l'observation entière que je communiquai à la société de chirurgie.

(Observation rédigée par mon excellent ami le docteur Cantacuzene, alors externe du service.)

Secondipare. — Insertion vicieuse du placenta. — Présentation de l'épaule gauche en A. I. D. — Version. — Ceinture. — Accouchement par le sommet en O. I. G. A.

La nommée G., âgée de 21 ans, fleuriste, entre le 17 août 1876 à l'hôpital des cliniques, service de M. le professeur Depaul, remplacé par M. Guéniot. Cette femme, couchée au n° 8, nous fournit les renseignements suivants : Au mois de décembre 1874 premier accouchement spontané ; l'enfant à terme est venu par la tête. Suites de couches normales; retour des règles 6 semaines après (elle a allaité pendant 9 jours seulement). Menstruation régulière jusqu'au 25 novembre 1875 ; depuis suppression. Comme durée cette dernière menstruation a été égale aux autres; la quantité de l'écoulement paraît avoir été moindre.

Les six premiers mois de la grossese actuelle se sont très-bien passés. Vers le septième mois, le 20 juillet 1876, à six heures du matin, elle était encore au lit; elle se sentit mouillée. Elle alluma la bougie et vit que c'était du sang. Elle évalue cette perte à environ un demi-verre. Une sage-femme fut consultée ; on lui conseilla le repos au lit et des boissons froides, Elle continua à marquer jusqu'au soir, lorsque la perte cessa complétement. Depuis quinze jours déjà elle souffrait dans les reins et dans le ventre.

Quelques jours après, le 24 juillet, nouvelle hémorrhagie survenant toujours la nuit et pendant le sommeil. Elle dit avoir perdu plus d'un demi-litre de sang. A minuit elle se fait transporter à la clinique. Aussitôt couchée, la perte cesse. Le 6 ou le 7 août, pendant son séjour, une petite perte insignifiante. Elle quitte l'hôpital le 14 août.

Trois jours après sa sortie, le 17 août, la malade qui se trouvait assise se sentit mal à l'aise. Elle se lève et inonde le parquet de sang. Une demi-heure après elle arrivait à la clinique. Une fois couchée, l'hémorrhagie s'arrête.

9 septembre. Depuis son entrée elle n'a plus eu d'hémorrhagie, mais elle souffre constamment dans les reins et dans le ventre. Elle perd un peu en blanc. Le ventre est bien développé ; il a un aspect cordiforme, surtout pendant les contractions qui sont fréquentes,

L'utérus remonte à six travers de doigt au-dessus de l'ombilic.

Par le palper abdominal on trouve l'excavation et même le segment inférieur de l'utérus vides. La tête du fœtus est située dans le flanc droit en rapport avec les fausses côtes ; le siége dans le flanc gauche, presque sur le même plan que la tête ; le dos est en avant. C'est une présentation transversale dans la véritable acception du mot.

On trouve le maximum des bruits du cœur fœtal au niveau de l'ombilic. Bruit de souffle isochrone aux pulsations maternelles perceptible surtout à gauche de la ligne blanche ; on peut faire disparaître ce bruit de souffle en exerçant une compression entre le stéthoscope et l'épine iliaque antérieure et supérieure.

Par le toucher on constate dans toute l'étendue du vagin des battements artériels. Le col très-gros, ayant toute sa longueur, est situé à gauche et tout à fait en arrière. Pas de parties fœtales accessibles. Pas de différence entre les deux culs-de-sac ; le segment inférieur de l'utérus est régulier.

11 septembre. Le siége du fœtus est descendu, il repose dans la fosse iliaque gauche. C'est une présentation du siége en S. I. G. A. La femme souffre beaucoup.

12 septembre soir. M. Pinard, chef de clinique, fait la version céphalique par manœuvres externes, l'opération est des plus faciles. En examinant la femme, nous constatons un sommet en O. I. D. P.

14 septembre. La position du fœtus n'a pas changé. La malade ne souffre plus. Elle a pu bien dormir.

15 septembre. La présentation est la même, la position a changé, c'est une O. I. G. A. La tête, mobile, repose sur le détroit supérieur ; pas d'engagement.

M. Pinard applique la ceinture. Le toucher confirme les renseignements fournis par le palper. En portant le doigt directement en haut, derrière la symphyse, on arrive sur la tête qui est très-mobile et qui se laisse facilement repousser.

16 septembre. Depuis hier, elle urine bien plus souvent; elle ne souffre pas.

20 septembre. La tête plonge dans l'excavation ; elle n'est cependant pas immobilisée. On peut la faire remonter un peu en la repoussant avec le doigt. Le col est tout à fait en arrière et un peu à gauche. On peut constater facilement que la moitié antérieure du segment inférieur de l'utérus est plus épaisse que la moitié postérieure.

25 septembre. Elle souffre depuis cette nuit. Elle a une douleur environ tous les quarts d'heure. Par le toucher nous trouvons le sommet profondément engagé. Le col est presque effacé. Dilatation comme une pièce de 20 sous. On sent très-bien la tête à travers les membranes.

Accouchée à 5 heures 10 minutes du soir d'un garçon pesant 3,610 grammes, venu par le sommet en O. I. G. A. — Pendant tout le temps de la dilatation et de l'expulsion du fœtus elle n'a pas perdu une goutte de sang. L'expulsion du placenta a été accompagnée d'une perte qu'on peut évaluer à 500 grammes environ.

Examen du placenta. — La rupture des membranes s'est faite au niveau du bord du placenta. A cet endroit le placenta présente des lésions qui attestent des hémorrhagies antérieures. On constate une atrophie, une disparition presque complète des cotylédons ; à leur place une couche assez épaisse de fibrine stratifiée, d'aspect grisâtre. Cette portion du placenta qui mesure 3 centimètres de largeur sur 11 centimètres de longueur (dans le sens de la circonférence) tranche et par son aspect, et par sa couleur, et par son peu d'épaisseur sur le reste du délivre.

5 octobre. Elle sort sur sa demande. Les suites de couches ont été normales. Elle conserve une profonde anémie, conséquence de ses hémorrhagies abondantes.

Est-ce dans ce cas la tête qui, en pressant fortement sur le segment inférieur et par cela même sur la placenta, a empêché l'hémorrhagie de se reproduire? je ne puis l'affirmer, n'ayant qu'un seul fait, mais quoi qu'il en soit, en présence des résultats si souvent fâcheux qu'on obtient avec les traitements connus, je pense avec Simpson (1) que toute tentative pour diminuer cette redoutable mortalité est digne au moins de l'attention des obstétriciens, dût-elle-même ne pas être assez heureuse pour se concilier leur approbation et leur conviction.

Du reste, je crois qu'en aucun cas la présence du placenta sur le segment inférieur de l'utérus ne doit constituer une contre-indication de la version par manœuvres externes quand le fœtus se présente par le siége ou par l'épaule.

DES CONTRE-INDICATIONS.

Les contre-indications de la version céphalique par manœuvres externes sont peu nombreuses, surtout quand on pratique cette opération pendant la grossesse.

Il n'y en a véritablement qu'une seule dont la source est tantôt maternelle, tantôt fœtale, et qui le plus souvent procède des deux organismes. Je veux parler du défaut de mobilité empêchant la mutation.

(1) Simpson. *Clinique obstétricale*, traduite par Chantreuil, p. 161.

Cette circonstance peut se rencontrer :

1° *Dans les cas de grossesses multiples.*

On comprend facilement qu'il serait téméraire et dangereux de vouloir, quand les deux fœtus se présentent l'un par l'épaule, l'autre par le siége, ou tous les deux par le siége, chercher à déterminer un changement de présentation. Les pressions pourraient alors rompre les membranes quand les poches sont distinctes, ou produire des changements de rapports au niveau des annexes du fœtus et en particulier des cordons ombilicaux.

Aussi dans ces cas je pense qu'on ne devrait intervenir qu'au moment du travail et avant la rupture de la poche, mais toujours, bien entendu, dans l'intervalle des contractions.

Aussitôt après l'expulsion du premier enfant, le second fœtus, soit qu'il possède une poche propre, soit qu'il ait partagé la poche commune, jouit toujours d'une mobilité suffisante pour que, par des manœuvres externes, on puisse, quelle que soit la présentation primitive, ramener le sommet en bas.

Le point capital est de faire le diagnostic de la grossesse multiple, afin que, trouvant, je suppose, une tête en haut, on ne s'expose à vouloir, par des manœuvres réitérées, l'abaisser quand même, ne s'apercevant pas qu'un second fœtus empêche la mutation.

De semblables manœuvres peuvent cependant quelquefois être exécutées sans qu'il en résulte aucun inconvénient pour la mère ou les enfants. Je sais que dans un cas de grossesse gémellaire méconnue, un accoucheur, croyant avoir affaire à une présentation du siége dans une grossesse simple, transforma, après bien des efforts qui le fatiguèrent beaucoup, la présentation pelvienne en présentation du sommet. Quelques jours après, le travail se déclara et on assista à la naissance de deux beaux enfants qui tous les deux se présentèrent par le sommet.

2° *Dans les présentations du siége, chez les primipares surtout.*

Quand la présentation est le résultat d'une accommodation, quand la présentation est toujours la même, c'est-à-dire fixe dans les derniers temps de la grossesse, quand, en un mot, existe la variété que j'appelle *franche*, l'évolution peut être impossible. Il faudra donc s'arrêter après quelques tentatives qu'on pourra répéter après quelques heures ou quelques jours d'intervalle, mais qui seront toujours pratiqués avec la plus grande douceur et la plus sage lenteur.

J'ai eu déjà l'occasion de rencontrer trois cas semblables, dont l'un avec M. Tarnier.

3° *Dans les cas de présentation de l'épaule, alors qu'il y a malformation utérine.*

Ici encore la présentation est la résultante d'une accommodation ; la cavité utérine mal développée n'est pas très-spacieuse et quelquefois même, comme dans les cas publiés par M. Polaillon, un éperon médian fait saillie dans l'intérieur. On conçoit que la mobilité du fœtus puisse être bien limitée.

Il faudra donc, dans ces cas aussi, se montrer sobre de manipulations.

Dans une observation de M. Polaillon, la version fut impossible, mais je dois ajouter que dans un cas semblable observé dans le service de M. le professeur Broca, je pus, sans déployer une grande force, transformer la présentation de l'épaule en présentation du sommet.

4° *Dans les cas où la version n'est pratiquée que pendant le travail.*

La mobilisation du fœtus peut n'être pas obtenue soit parce que, les membranes étant rompues, la quantité de liquide amniotique est insuffisante pour maintenir la dilatation de la cavité utérine et favoriser le glissement, soit encore par suite de la fréquence des contractions.

C'est en opérant à ce moment qu'on pourrait peut-être produire des procidences des membres ou du cordon, des présentations de la face ou des variétés inclinées du sommet.

Quant aux autres circonstances, considérées généralement par les auteurs comme autant de contre-indications, je ne ferai que les citer pour montrer leur peu de valeur.

Ainsi l'hydrocéphalie, la mort, les difformités, l'ascite du fœtus d'une part; les hémorrhagies, les convulsions, les syncopes, les vomissements opiniâtres, les hernies étranglées, les anévrismes de la mère d'autre part, ont été considérés comme contre-indiquant la version. Je ne veux même pas discuter ces faits.

DES MOYENS DE TRANSFORMER DÉFINITIVEMENT LES PRÉSENTATIONS DE L'ÉPAULE ET DU SIÉGE EN PRÉSENTATIONS DU SOMMET.

Historique.

Parmi les accoucheurs qui se sont occupés de la version céphalique par manœuvres externes et qui ont conseillé de pratiquer cette opération pendant la grossesse, quelques-uns, en petit nombre, il est vrai, pensent que la présentation nouvelle est et demeurera définitive après la version; aussi, sans blâmer les précautions prises par d'autres, les rejettent-ils comme à peu près inutiles.

« Nous avons, dit M. Nivert, pratiqué quinze fois la version externe, tant avant le travail que pendant. Une seule fois nous avons vu la présentation vicieuse se reproduire, et cela chez une femme menacée d'accouchement prématuré au septième mois de la grossesse. Le fœtus était petit, mobile et conservait difficilement la situation qu'on lui donnait. Lors donc qu'on aura opéré un changement dans les rapports qu'affecte l'enfant avec la cavité utérine, pendant la grossesse, la présentation nouvelle se maintiendra dans la grande majorité des cas ; *si par hasard elle ne se maintenait pas, on serait quitte pour la recommencer au début du travail* (1). »

Il y aurait dans ces lignes de quoi étonner ceux qui, après avoir pratiqué la version par manœuvres externes, ont vu tant de fois la mauvaise présentation se reproduire, si, en étudiant plus attentivement le travail de M. Nivert, on n'apprenait :

1° que 6 fois seulement l'opération fut faite pendant *la grossesse* et encore à une période relativement peu éloignée du travail :

2 fois 2 jours avant l'accouchement.
1 — 3 —
1 — 5 —
1 — 9 —
1 — 12 —

2° Que dans un seul cas peut-être, obs. LX, la version fut pratiquée pour une présentation du siége.

Aussi ces remarques diminuent-elles singulièrement l'importance des assertions de M. Nivert, et, tout en appréciant justement la valeur de son important travail, je ne puis partager sa manière de voir, étant convaincu qu'il a eu à observer une série heureuse.

En effet, la pluralité des partisans de la version par manœuvres externes ont constaté la fréquence des reproductions de la mauvaise présentation.

(1) Nivert, *loco citato*, p. 75.

Le créateur de la méthode, Wigand, en était tellement convaincu, qu'il recommandait de n'opérer qu'au moment du travail, et en formulant encore les préceptes suivants :

« 1° Aussitôt que par le toucher on s'aperçoit que les manœuvres ont déjà fait descendre la tête ou le siége sur l'orifice utérin, il faut rompre la poche, afin de *fixer* l'enfant dans cette meilleure position par la compression que les parois utérines exercent sur lui.

« 2° Du moment où les eaux sont écoulées, non-seulement la femme doit demeurer tout à fait tranquille, immobile, et rester couchée dans la même position pendant un bon moment ; mais il faut aussi que le ventre soit comprimé des deux côtés assez fortement et assez longtemps, jusqu'à ce que la partie qui se présente soit chassée assez bas dans l'excavation pour qu'il devienne dorénavant impossible que le fœtus reprenne sa position primitive (1). »

Hubert de Louvain croit également à la reproduction de la mauvaise présentation ; il conseille d'avoir recours aux moyens suivants :

« 1° L'accoucheur ou un aide tiendra les mains en place pendant quelques douleurs.

« 2° On recommandera à la femme de rester couchée sur le côté gauche, si l'extrémité de l'ovoïde fœtal que l'on a ramené vers l'épigastre était d'abord à droite, et *vice versa*.

« 3° Un bandage de corps, qu'il convient de passer sous les reins de la femme avant de faire la manœuvre, remplacera ensuite l'action des mains (2). »

Matteï dans le même ordre d'idées dit : « Quand le fœtus est

(1) Wigand, *loco citato*.

(2) Hubert, *loco citato*, sur la version par manœuvres externes.

mobile, et qu'il y a récidive après une première version, il faut y revenir une ou plusieurs fois. Dans un cas semblable, c'est seulement après avoir opéré trois fois la version que le fœtus s'est enfin maintenu en position directe du sommet. Dans le cas de nouvelles récidives, il faut maintenir le fœtus par une ceinture adaptée à cet effet.

« Si, *malgré ces moyens*, la présentation du siége se renouvelait, ce qui est rare, il faudrait profiter de la mobilité du fœtus pour pratiquer la version au commencement du travail et la maintenir jusqu'à ce que la tête se soit engagée dans le détroit (1). »

C'est après avoir reconnu combien la reproduction de la mauvaise présentation était fréquente, que M. Tarnier a écrit que la version pendant la grossesse était inefficace et par cela même *inutile*.

« Il ne faut pas, dit Schrœder, espérer tirer grand avantage de la version céphalique pratiquée pendant la grossesse, car précisément dans le cas où, à la fin de la grossesse, la tête ne se présente pas, la présentation de l'enfant offre d'habitude une grande variabilité et, par conséquent, la présentation céphalique que l'on a ainsi produite a peu de chances pour se maintenir (2). »

On a vu, dans les observations de Hegar citées plus haut, que cet auteur fut obligé de recourir plusieurs fois de suite, dans le même cas, à la version pour ramener la tête en bas.

Ellinger (de Stuttgart) (3), dans un mémoire sur la version par manœuvres externes, cite deux observations très-intéres-

(1) Matteï, *loco citato*, cite deux observations très-intéressantes.
(2) Schrœder, *loco citato*.
(3) *In American Journ. of Obstetrics*. April 1877.

santes, qui démontrent que même pratiquée à la fin de la grossesse, et au début du travail, la version seule est loin d'être suffisante ; voici le résumé de ces deux observations.

« 1re *observation.* — Madame B., âgée de 33 ans et jouissant d'une bonne santé, est accouchée trois fois dans des conditions normales.

Lors d'une nouvelle grossesse, la säge-femme appelée le 11 janvier 1876 diagnostiqua une présentation de l'épaule que je vérifiai le même jour ; la tête était sur le côté gauche et le dos en avant. Je poussai la tête vers le détroit supérieur et l'y maintins avec la main ; mais la tête reprit sa position première aussitôt que je cessai la pression. La même manœuvre fut répétée le 17 et donna le même résultat. Le travail commença le 19 au matin ; ayant placé la femme dans le décubitus latéral gauche, je repoussai la tête au détroit supérieur, où je la fis retenir par la sage-femme, surtout au commencement de chaque douleur. A 11 heures du soir, l'enfant vint au monde spontanément, par le sommet ; la tête était couverte d'une coiffe et le liquide amniotique ne s'écoula qu'après la sortie de la tête.

2e *observation.* — Madame Fress, femme d'un fabricant de cigares, accoucha naturellement de six enfants.

Dans sa septième grossesse, en février 1876, la sage-femme diagnostiqua une présentation transversale ; je fis facilement la version par manœuvres externes, et amenai la tête au détroit supérieur. Pendant trois semaines; cette opération fut répétée une fois par semaine et donna le même résultat. Aussitôt que la femme reprenait la position verticale, le fœtus reprenait la position transversale. Ces nombreux examens me permirent de préciser quelle extrémité était le siége, et quelle autre la tête, ce qui était resté douteux pour moi jusqu'à ce moment. Le 7 mars 1876, à six heures, la poche des eaux se rompit; appelé à une heure de l'après-midi, je trouvai la tête un peu plus à gauche; l'ayant repoussée vers le détroit supérieur, je l'y fis maintenir alternativement par la sage-femme et le mari.

L'enfant vint au monde vivant et sans intervention artificielle. »

Enfin pour ne rien omettre du sujet qui nous occupe, je vais citer encore un fait consigné dans la thèse du docteur Réal et qui en venant augmenter le nombre des moyens employés pour corriger les mauvaises présentations, vient témoigner une fois de plus en faveur des efforts tentés pour atteindre le but désiré.

« *Cas de traitement préventif de la présentation du tronc suivi de succès* (1).

« Madame B...accoucha en janvier et décembre 1842, chaque fois d'un garçon. Dans l'un et l'autre cas, il y eut présentation du tronc; la version fut difficile et longue et les enfants périrent : la mère échappa aux dangers de ces accouchements laborieux.

« En 1847, madame B... devint enceinte, et la peur des terribles éventualités auxquelles elle avait été exposée, engagea son mari, homme intelligent et prévoyant, à m'en faire part aussitôt, afin d'aviser, s'il était possible, de trouver un moyen d'empêcher le retour du même malheur.

« N'ayant trouvé dans les auteurs rien qu'ils conseillent préventivement contre la présentation du tronc, et d'un autre côté convaincu que le hasard ne pouvait pas être accusé de

(1) Louis Réal. Thèse de Paris, 1852.

cette présentation vicieuse chez cette femme, où elle s'était déjà manifestée deux fois de suite, ainsi que dans beaucoup d'autres cas où elle s'était reproduite constamment jusqu'à cinq fois, d'après le rapport de Nægelé; considérant cet effet comme dû à une certaine disposition organique, qui ne manquerait sans doute pas d'amener encore le même résultat chez madame B..., je recherchai quelle en pouvait être la cause présumée, afin de tâcher d'y porter remède. Voici l'opinion que je me fis, et en vertu de laquelle j'instituai bientôt un ensemble de moyens prophylactiques.

« J'admets, comme la plus probable de toutes, l'opinion qui veut que le fœtus se place dans l'utérus en la position qu'il lui est plus facile de prendre dans sa poche glissante, de manière que le plus grand diamètre du contenu se trouve naturellement en rapport avec le plus grand diamètre du contenant. Sous cette expression commune de contenant, il faut comprendre tous les organes abdominaux dont les parois peuvent avoir une action sur le fœtus, mais surtout l'utérus. Cela posé, il est aisé de concevoir comment la présentation du tronc peut être amenée par une diminution relative du diamètre vertical de l'abdomen, ou mieux encore par une tendance plus grande au développement de l'utérus dans le sens latéral plutôt que vertical.

« La première condition se rencontrait chez madame B... qui était petite tandis que ses enfants était grands.

« Nos moyens devaient donc avoir pour but d'empêcher le trop libre développement latéral de l'utérus et de lui accorder en même temps tout l'espace nécessaire à son accroissement vertical.

« Ne pouvant préciser l'époque où l'influence du développement latéral de l'utérus se fait le plus sentir, aussitôt qu'on put bien palper cet organe au-dessus du pubis, je conseillai l'emploi d'un double bandage à pelotes, dont le ressort était disposé pour produire une pression transversale sur les deux parois latérales de l'utérus. A mesure que la grossesse avança on augmenta le volume de la pelote, mais on supprima bientôt le ressort, et on se borna à mettre un bandage de corps suffisamment sûr par dessus les deux pelotes latérales : celles-ci furent faites assez grosses pour que le diamètre antéro-postérieur de l'abdomen fût plus grand que le diamètre transversal, pour que la compression restât latérale. Ce bandage resta appliqué, même pendant la nuit, jusqu'à la fin de la grossesse.

« Pour favoriser l'action de ce moyen mécanique, je recommandai expressément à madame B... de ne pas se courber soit étant assise, soit pour se baisser, de peur de forcer le fœtus à quitter la bonne position d'où il nous serait peut-être difficile de le déloger. Madame B... se servit donc, pendant tout le temps de sa grossesse, d'un fauteuil assez renversé en arrière.

« Le succès couronna complètement nos efforts, et madame B... accoucha heureusement d'un garçon qui présenta le sommet, le 18 mai 1848. »

Nous croyons qu'il est difficile de nier l'action, facile du reste à concevoir, des moyens mécaniques qui ont été employés.

Ainsi depuis le commencement de ce siècle, on a successivement recommandé, pour maintenir le fœtus dans la situation qu'on lui avait fait prendre par la version : le décubitus dorsal ou latéral, l'immobilité, la compression latérale, la rupture de la poche, le seigle ergoté, l'application d'un bandage de corps simple, d'une ceinture pourvue de coussinets, d'une ceinture pourvue d'une double pelote, et enfin la pression constante exercée sur la tête soit par les mains d'une sage-femme, soit par celles du mari ! (Ellinger.)

Généralement, quand les moyens préconisés pour obtenir un seul et même résultat sont si nombreux et si variés, cela prouve le plus souvent qu'il en reste un meilleur à trouver.

En est-il de même dans le cas actuel ? Je le crois.

NOUVELLE MÉTHODE POUR TRANSFORMER DÉFINITIVEMENT LES PRÉSENTATIONS VICIEUSES EN PRÉSENTATION DU SOMMET.

Après avoir longuement étudié l'accommodation du fœtus, après en avoir reconnu, je pense, les causes et discerné le degré d'influence de ces dernières, il était facile de faire un pas de plus que Wigand, en observant la nature et cherchant à l'imiter, non pas au moment du travail seulement, mais pendant la grossesse.

Connaissant ce fait important prouvé par de nombreuses recherches cliniques et par les statistiques, à savoir : que la multiparité est de beaucoup la cause la plus fréquente des mauvaises présentations, il fallait en rechercher la raison.

Le problème, en somme, était simple et facile à résoudre. Il suffisait de le poser de la façon suivante : Une femme bien conformée au point de vue des parties dures et des parties molles, accouche plusieurs fois à terme d'enfants également bien conformés ; or, au fur et à mesure que le nombre des grossesses augmente, la tendance aux mauvaises présentations devient de plus en plus manifeste ? Quelle en est la cause.

Le raisonnement montre bientôt que, si l'œuf est normal, c'est-à-dire le fœtus bien développé et bien conformé, le liquide amniotique ni trop ni trop peu abondant, le placenta inséré au lieu d'élection, les changements survenus doivent résider tout entiers dans l'organisme maternel.

L'attention étant portée exclusivement du côté de la mère, éliminant bien vite les parties dures qui ne peuvent être modifiées et on reste en présence des parties molles. Ce sont les seules, en effet, chez lesquelles chaque grossesse imprime des marques indélébiles au point de vue de l'aspect, de la forme, de la consistance, etc.

Il restait à déterminer quelles étaient les modifications de ces parties qui créaient cette disposition aux mauvaises présentations.

Il n'y avait donc plus à examiner que les parois des deux cavités dans lesquelles se développent le fœtus et l'utérus gravide, c'est-à-dire la paroi utérine et la paroi abdominale. Amené à ce point par le raisonnement, j'eus recours alors à la clinique pour élucider le dernier terme de la question.

Les examens si nombreux alors auxquels je me livrai sur des femmes enceintes pendant les diverses périodes de la gestation me montrèrent, ce qui du reste était déjà bien connu, que chez les primipares le fœtus, dès le 7e ou le 8e mois, contractait des rapports avec l'excavation pelvienne ; chez les multipares au contraire, jusqu'au dernier terme de la grossesse, le fœtus évolue avec plus ou moins de facilité au-dessus du détroit supérieur.

La raison de cette différence était dès lors manifeste. Puisque tous les facteurs de l'accommodation existaient du côté du fœtus, il fallait bien en conclure que les facteurs maternels faisaient plus ou moins défaut. Et parmi ces derniers c'est l'élément *forme* qui subit les atteintes les plus profondes.

Deux causes concourent à faire perdre à la cavité utérine sa forme normale à la suite d'accouchements répétés : les modifications de la paroi propre, et celles de la paroi abdominale. Bien que l'utérus subisse après l'accouchement, lors de son évolution, une espèce de rénovation, il est probable que ses parois, distendues par une nouvelle grossesse, ne présentent plus la même tonicité, la même élasticité, en un mot perdent plus ou moins la propriété spéciale de conserver à l'organe sa forme. Peut-être aussi leur épaisseur est-elle moins considérable. C'est un point qui n'est pas encore aujourd'hui complétement élucidé.

Donc premier fait, qui rend beaucoup moins accusée la sollicitation à l'accommodation utérine. (Voy. *Accommodation.*)

De son côté, la paroi abdominale subit à chaque grossesse des modifications profondes. Les muscles subissent une élongation, changent de rapports, les membranes fibreuses aponévrotiques se distendent, et le retour à l'état primitif ne s'accomplit jamais qu'imparfaitement.

En résumé la cavité abdominale devient à chaque grossesse plus spacieuse. « La paroi musculaire qui recouvre presque de tous côtés l'utérus à terme (1) » ne s'applique plus exactement sur ce dernier, ne le contient plus que mollement, et lui offrant une assez large place, ne le sollicite plus à descendre dans la cavité pelvienne.

De là, la non-accommodation ou l'accommodation incomplète, se traduisant par la tendance plus ou moins accusée aux mauvaises présentations, ou à l'absence de toute présentation fixe.

Convaincu de ces faits, je songeai à donner à la paroi abdominale le ressort qui lui manquait et à la paroi utérine le soutien qui lui faisait défaut.

Pour cela je fis fabriquer par M. Raoul Mathieu une ceinture dont voici la description.

(1) Dubois et Pajot. *Traité complet de l'art des accouchements*, p. 411.

Cette ceinture est composée de trois pièces (*v.* fig. 28 et

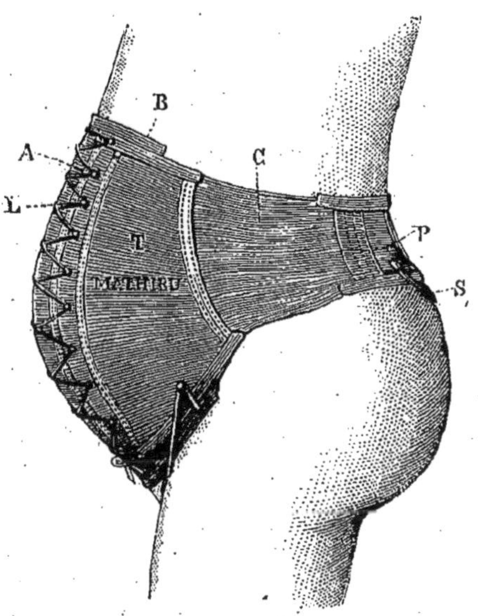

Fig. 28. — Ceinture appliquée et vue latéralement.

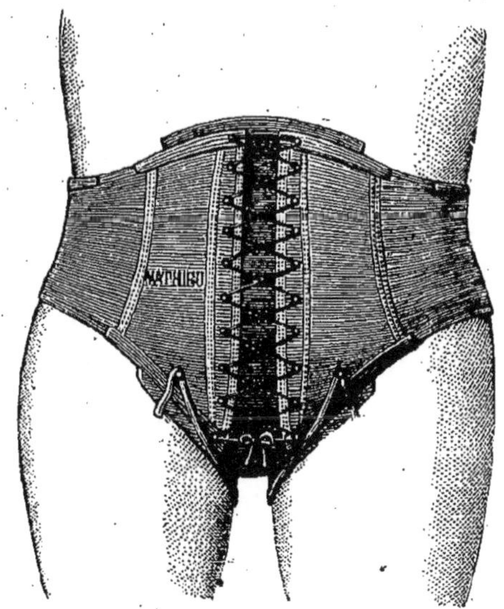

Fig. 29. — Ceinture appliquée et vue de face.

29) : une pièce droite et une pièce gauche formant le corps de

la ceinture ; une pièce intermédiaire formant le complément de la partie antérieure.

Les parties postérieure P et antérieure T sont en coutil baleiné, réunies sur le côté par un tissu élastique C, en arrière par des boucles avec courroies en tissu, servant à allonger ou à raccourcir la ceinture suivant l'ampleur de l'abdomen, et en avant lacées en croix à l'aide d'œillets en crochets appelés œillets américains.

La bande de lassure B est en coutil garni de flanelle et se place sur la paroi abdominale avant de fixer définitivement la ceinture ; elle la complète, empêche le contact dur du lacet et rend supportable une forte compression.

Des sous-cuisses sont placés pour empêcher la ceinture de remonter.

Quand doit-on appliquer cette ceinture ?

Dans quels cas doit-on l'appliquer ?

Quand chez une femme enceinte de 8 mois la tête n'est pas engagée dans l'excavation pelvienne, la ceinture doit être appliquée.

Lorsque la présentation est celle du siége ou de l'épaule, il faut pratiquer la version, ramener la tête en bas et appliquer immédiatement la ceinture.

Il est nécessaire de passer la ceinture sous les reins de la femme avant de pratiquer la version, car quelquefois, ainsi que j'ai pu l'observer avec M. Tarnier, la tête étant ramenée au niveau du détroit supérieur, l'effort que fait la femme en se soulevant suffit pour reproduire la mauvaise présentation. Il faudra donc toujours, avant d'appliquer la ceinture, s'assurer que la tête est au-dessus de l'excavation.

La compression le premier jour doit être modérée ; on la rend constante et uniforme en serrant les jours suivants les boucles postérieures ; ceci est nécessaire en raison de l'élasticité du tissu et aussi de l'accommodation du fœtus.

Dans tous les cas où elle a été appliquée, cette ceinture a été parfaitement supportée ; le plus souvent même, un soulagement, un bien-être marqués en ont été la conséquence.

Jamais il n'en est résulté aucun inconvénient ni pour la mère ni pour l'enfant.

Cette ceinture peut être enlevée quand, avant le travail, la tête plonge dans l'excavation ; au moment de la dilatation complète seulement et après la rupture des membranes, quand la tête est restée au niveau du détroit supérieur.

Ainsi, on le voit, je n'applique pas seulement la ceinture après avoir pratiqué la version par manœuvres externes, mais même dans les cas où à 8 mois, bien que la tête soit en bas, il n'y a aucune accommodation pelvienne.

Je crois qu'en sollicitant de cette façon l'accommodation complète pendant la grossesse, on peut faire disparaître les diverses procidences des membres et du cordon, ainsi que les présentations de la face.

Aussi je répéterai ici ce que je disais à la Société de médecine publique et d'hygiène professionnelle (1) : « Je pense qu'un nouveau chapitre doit être ajouté à ceux déjà connus, concernant l'hygiène de la grossesse. Je crois qu'il est nécessaire de rechercher dans le dernier mois de la grossesse si l'enfant est accommodé, si la présentation est bonne et, s'il n'y a pas de présentation ou si elle est mauvaise, d'y remédier. En un mot : *Si dans le dernier mois de la grossesse, la tête du fœtus n'est pas dans l'excavation, il faut et on peut l'y*

(1) *Considérations nouvelles sur l'hygiène de la grossesse. In Bulletin de la Société de médecine publique et professionnelle.* T. I, 1877.

mettre. Si je ne me trompe, on pourra ainsi dans tous les cas supprimer les présentations de l'épaule, celles du siége et de la face dont on connaît les suites déplorables.

« Les femmes se font vacciner et revacciner, pour ne pas être atteintes de la variole ; elles se feront examiner pour ne pas être exposées et pour ne pas exposer leurs enfants à cette redoutable opération de la version par manœuvres internes.

« Les moyens qu'on emploie aujourd'hui pour faire cet examen et corriger les mauvaises situations de l'enfant ne sont ni plus douloureux ni plus répugnants que ceux qu'on met en usage pour pratiquer la vaccination. »

Lorsque je communiquai mon mémoire à la Société de chirurgie, je ne possédais qu'un nombre restreint d'observations; aujourd'hui je suis heureux d'en offrir au lecteur un nombre plus considérable, grâce à la collaboration de mes maîtres et de mes amis que je prie de recevoir ici l'expression de ma plus profonde gratitude.

Certes, en agissant ainsi et en produisant toujours des présentations du sommet, je n'aurai pas le droit de dire que j'ai supprimé autant de mauvaises présentations, puisque dans un certain nombre de cas, la nature, au moment du travail, aurait produit le même résultat, mais au hasard j'ai substitué la certitude, et si de cette façon quelques existences seulement étaient sauvées, je serais bien largement récompensé.

OBSERVATIONS.

Observation I.

Multipare. — Relâchement de la paroi abdominale. — Enfant très-mobile. — Présentations successives de l'épaule en A. I. G. *; de l'épaule droite en* A. I. D. *; du siége en* S. I. D. *; du siége en* S. I. G. A. — *Version céphalique par manœuvres externes. — Ceinture. — Accouchement par le sommet en* O. I. D. *réduite.*

Le 3 décembre 1875, la nommée V., femme L., âgée de 41 ans, repasseuse, entre à l'hôpital des Cliniques, service de M. le professeur Depaul, lit n° 27.

Cette femme nous dit avoir été réglée à 17 ans 1/2, régulièrement tous les mois et deux jours. Elle a fait deux fausses couches dont elle ignore la cause et a eu quatre garçons qui sont tous venus à terme. Les règles apparaissant pour la dernière fois le 28 février 1875, elle serait enceinte par conséquent de huit mois et demi passés.

En examinant cette femme, nous constatons une absence d'élasticité et une laxité très-grande de la paroi abdominale, dont la peau présente de nombreuses vergetures anciennes.

En recommandant à cette femme, qui est couchée, de contracter les muscles de la paroi abdominale, ce que nous obtenons facilement en lui disant de faire un effort comme pour s'asseoir, nous notons un écartement considérable de la ligne blanche, ce qui permet aux intestins refoulés de venir faire saillie entre les muscles droits. Paroi abdominale d'épaisseur moyenne.

Par le palper nous trouvons la tête dans la fosse iliaque droite, le siége dans le flanc gauche : le dos est tourné en avant. C'est une présentation de l'épaule gauche en A. I. D. Nous trouvons le maximum des battements du cœur fœtal au-dessus et à droite de l'ombilic. On ne sent pas de partie fœtale par le toucher. Le col ramolli laissant pénétrer le doigt dans sa cavité est situé à gauche et en arrière.

Le 4, matin. Le palper nous fait reconnaître une présentation de l'épaule droite en A. I. D.

Le soir, la présentation a de nouveau changé. Le siége est dans la fosse iliaque gauche, la tête à droite et en haut, le plan antérieur du fœtus est toujours en avant. Foyer d'auscultation à droite et tout près de l'ombilic.

Le 6, nous trouvons le siége dans la fosse iliaque droite, la tête en haut et à gauche, le dos en avant.

Le 9, matin. Siége dans la fosse iliaque gauche, tête en haut et à droite, dos en avant. Présentation du siége en S. I. G. A. A dix heures du matin, nous pratiquons la version céphalique par manœuvres externes et nous appliquons la ceinture.

Le soir à quatre heures, nous constatons que la tête est engagée et immobilisée dans l'excavation. Elle est en position O. I. D. P.

Le lendemain à dix heures du matin, la femme accouche après cinq heures de travail d'un enfant bien portant, pesant 3020 grammes, venu par le sommet en O. I. D. P. réduite.

Les suites de couches furent normales. Cette femme quitte l'hôpital le 26 décembre 1875.

Observation II.

Multipare. — Paroi abdominale très-lâche. — Présentation de la tête d'un fœtus petit, très-mobile. — Ceinture. — Accouchement par le sommet en O. I. G. A.

La nommée L. V., âgée de 30 ans, domestique, entre le 24 novembre 1875 à l'hôpital des Cliniques, service de M. le professeur Depaul, lit n° 9.

Réglée depuis l'âge de 16 ans régulièrement tous les mois, l'écoulement menstruel dure sept à huit jours. Elle a déjà eu deux enfants à terme. Le 19 mars 1875, elle eut ses règles pour la dernière fois.

En examinant cette femme, nous lui trouvons une paroi abdominale très-lâche, dépourvue d'élasticité ; il y a un écartement notable de la ligne blanche.

Par le palper, nous distinguons un enfant assez petit et très-mobile (cette femme n'est enceinte que de huit mois), se présentant par la tête qui flotte au-dessus de l'aire du détroit supérieur. L'utérus est dans l'antéversion. Par le toucher, pas de partie fœtale accessible.

Le 2 décembre 1875. La tête étant toujours au-dessus du détroit supérieur, nous appliquons la ceinture. Dès le lendemain, la tête commence à s'engager.

Le 4 décembre. La tête est fortement engagée et immobilisée dans l'excavation. Le fœtus est en position O. I. G. A. en écharpe.

15 décembre. Nous enlevons la ceinture.

30 décembre. Les choses sont dans le même état. Le degré d'engagement de la tête est peut-être encore plus prononcé.

8 janvier 1876, soir. Cette femme a commencé à souffrir

cette après-midi. Nous constatons l'effacement du col et la dilatation de l'orifice, qui est grand comme une pièce de vingt sous.

9 janvier. Vers trois heures du matin, les douleurs ont cessé. Le col s'est reformé en partie. Le canal cervical est largement ouvert. Le fœtus se présente toujours par le sommet, mais il a changé de position; c'est une O. I. D. A. Tête profondément engagée.

Soir. Vers quatre heures, les douleurs sont revenues. Le col commence de nouveau à s'effacer.

10 janvier. Elle a souffert jusqu'à trois heures du matin. Pendant la nuit le fœtus a repris son ancienne position O. I. G. A. qu'il a gardée jusqu'à sa naissance, qui eut lieu le même jour à huit heures et demie du soir. L'enfant pesait 2950 grammes.

19 janvier. Suites de couches normales.

Elle quitte l'hôpital le 24 janvier 1876.

Observation III.

Primipare. — Défaut d'accommodation. — Présentations successives du siége. — Version céphalique par manœuvres externes pratiquées trois fois. — Trois applications de ceinture.

La nommée J. H., âgée de 18 ans, fleuriste, entre le 5 novembre 1875 à l'hôpital des Cliniques, service de M. le professeur Depaul.

Cette femme nous dit avoir été réglée à 15 ans, régulièrement tous les mois deux jours. C'est sa première grossesse. Elle a eu ses règles pour la dernière fois le 28 avril 1875.

Le 11 décembre 1875, nous examinons cette femme. Elle

est enceinte de sept mois. Paroi abdominale d'épaisseur moyenne. L'utérus remonte à trois travers de doigt au-dessus de l'ombilic.

Par le palper, nous trouvons un fœtus très-petit et très-mobile se présentant par le siége qui est situé dans la fosse iliaque gauche ; la tête est en haut et à droite, le dos en avant. C'est une position S. I. G. A.

Le maximum des bruits du cœur fœtal se trouve à gauche et tout près de l'ombilic.

Par le toucher, on ne sent pas de partie fœtale.

Nous pratiquons la version céphalique par manœuvres externes. Pour cela, nous repoussons de la main droite le siége en haut, tandis que, avec la main gauche, nous ramenons la tête en bas. La version faite, nous appliquons la ceinture.

Soir. Par le toucher, nous sentons la tête qui commence à s'engager. Elle est toujours très-mobile.

14 décembre. Les choses sont dans le même état. L'engagement de la tête n'est pas plus prononcé. La femme nous dit qu'elle se trouve très-bien de la ceinture.

16 décembre. Cette nuit, la ceinture s'est dérangée, de sorte que la femme s'est vue obligée de l'enlever.

Le palper nous fait sentir le siége en bas dans la fosse iliaque droite, la tête en haut et à gauche, le dos en avant. Nous pratiquons de nouveau la version céphalique par manœuvres externes, seulement au lieu de ramener la tête au-dessus du détroit supérieur, nous la laissons dans la fosse iliaque gauche et nous appliquons la ceinture.

18 décembre. Par le toucher, nous sentons la tête qui tend à s'engager.

27 décembre. La ceinture n'a pas bougé. La tête, quoique

mobile, proémine dans l'excavation. Elle est en position O. I. G. A. Nous enlevons la ceinture.

10 janvier 1876. En examinant cette femme, nous constatons que le fœtus a de nouveau changé de présentation. C'est un siége en position S. I. D. P.

Nous pratiquons une troisième fois la version céphalique par manœuvres externes et nous appliquons la ceinture avec l'intention de l'y laisser jusqu'au moment de l'accouchement.

13 janvier. La tête, toujours mobile, proémine dans l'excavation, mais elle n'est pas franchement engagée comme on l'observe en général chez les primipares ou chez les multipares auxquelles nous avons appliqué la ceinture.

Le 25 février, à quatre heures du matin, après vingt-deux heures de travail, les membranes se rompent. On enlève la ceinture. A neuf heures du matin, elle accouche d'un garçon pesant 3760 grammes, venu par le sommet en O. I. G. A.

Il est à remarquer que les diamètres du siége sont sensiblement plus petits que ceux de la tête.

Le bipariétal mesure 9c,3, le bi-trochantérien 8c,5.

Observation IV.

Primipare. — Prolapsus du vagin. — Relâchement de la paroi abdominale. — Défaut d'accommodation. — Présentations successives du sommet en O. I. G. A., *du siége en* S. I. G. A., *du sommet en* O. I. D. T., *du sommet en* O. I. G. A., *et de l'épaule gauche en* A. I. G. — *Version céphalique par manœuvres externes. — Ceinture. — Accouchement par le sommet en* O. I. G. A.

La nommée E. B., âgée de 21 ans, domestique, entre le

29 novembre 1875 à l'hôpital des Cliniques, service de M. le professeur Depaul, lit n° 29.

Cette femme est réglée depuis l'âge de 13 ans, mais d'une manière très-irrégulière; elle nous dit être enceinte pour la première fois. Ses règles ont paru pour la dernière fois le 30 mars 1875.

Sa grossesse s'est toujours bien passée jusqu'à il y a un mois, lorsqu'à la suite d'une marche prolongée elle sentit quelque chose sortir entre les lèvres de la vulve; c'était un *morceau de chair*, pour nous servir de l'expression employée par la malade, qu'elle pouvait faire rentrer facilement en le repoussant avec le doigt, mais qui ressortait pour peu qu'elle se fatiguât. Cet état ne lui causait aucune souffrance, si ce n'est que la marche en était un peu gênée.

Le jour de son entrée à l'hôpital, à la suite d'une marche prolongée, elle perdit un peu de sang.

Palper. La paroi abdominale qui a une épaisseur moyenne est lâche, non élastique. L'écartement de la ligne blanche est très-prononcé.

Le fœtus de volume ordinaire est mobile. On reconnaît aisément la tête au-dessus de l'aire du détroit supérieur; l'occiput en rapport avec l'éminence ilio-pectinée gauche, le dos par conséquent à gauche et en avant.

Nous trouvons le maximum des bruits du cœur fœtal à gauche entre l'ombilic et l'épine iliaque antérieure et supérieure.

Du côté de la vulve nous voyons une tumeur charnue, une espèce de crête qui proémine entre les grandes lèvres. Cette crête est constituée par une partie de la paroi postérieure du vagin prolabée. On exagère ce prolapsus en faisant pousser la femme. Alors on aperçoit vers la partie supérieure de la tumeur une ulcération un peu plus grande qu'une pièce de cinquante centimes, produite probablement par le frottement dont cette partie est le siége.

C'est cette surface ulcérée qui, à la suite d'un frottement prolongé, a donné lieu au suintement de sang dont la malade nous a parlé. Cette tumeur se réduit avec une grande facilité pour reparaître au moindre effort.

Par le toucher on ne sent pas de partie fœtale; le col utérin complétement ramolli a toute sa longueur; l'orifice externe est en fente; on peut y introduire la pulpe du doigt.

22 décembre. Le suintement de sang qui se faisait à la surface de l'ulcération a complétement cessé. Le fœtus, toujours très-mobile, se présente par le siége en S. I. G. A.

Nous pratiquons la version céphalique par manœuvres externes. La version faite, nous constatons une position droite antérieure.

23 décembre. Le fœtus a de nouveau changé de position. Nous le trouvons en O. I. D. T.

24 décembre. C'est toujours une présentation du sommet en O. I. G. A. Le fœtus conserve cette position jusqu'au 4 janvier 1876, quand par le palper nous diagnostiquons une présentation de l'épaule gauche en A. I. G.

Nous pratiquons la version céphalique par manœuvres externes et nous appliquons la ceinture.

Le lendemain, le toucher nous fait sentir la tête qui proémine dans l'excavation.

Les jours suivants, le sommet, qui est en O. I. G. A., s'engage de plus en plus.

Cette femme accouche le 10 janvier à 5 heures 45 minutes du soir, après 5 heures 45 minutes de travail, d'un garçon pesant 3350 grammes, venu par le sommet et ayant conservé la position qu'il avait lors de l'application de la ceinture.

Les suites de couches furent normales.

Cette femme quitte l'hôpital le 26 janvier 1876.

Observation V.

Femme rachitique. — Rétrécissement du bassin (8e). — *Secondipare. — Paroi abdominale très-lâche. — Présentation de l'épaule droite en* A. I. G. — *Version céphalique par manœuvres externes. — Ceinture. — Accouchement par le sommet en* O. I. G. T. (*Forceps*).

La nommée M. K., âgée de trente-cinq ans, blanchisseuse, entre le 14 décembre 1875 à la Clinique, service de M. le professeur Depaul, lit n° 36.

Cette femme est rachitique, elle a marché à dix mois, puis est restée trois ans sans pouvoir marcher. — Réglée à vingt et un ans et demi, tous les mois trois jours.

En 1874, première grossesse arrivée à terme. Elle est accouchée à la clinique à l'aide du forceps; l'enfant mourut pendant l'extraction qui ne fut pas très-difficile, il était petit.

Elle a eu ses règles pour la dernière fois le 12 mars 1875; elle est presque à terme.

Femme très-petite, mesurant 1 mètre 29 centimètres. La colonne vertébrale est droite; le rachitisme a laissé peu de traces sur les membres; les courbures normales des os sont un peu exagérées. Les articulations chondro-costales et sternales un peu proéminentes.

La paroi abdominale peu épaisse est très-lâche, elle a perdu son élasticité.

Par le palper nous trouvons la tête du fœtus dans la fosse iliaque gauche, elle dépasse en haut la crête iliaque ; le siége est dans le flanc droit ; le dos en avant.

Nous diagnostiquons une présentation de l'épaule droite en A. I. G.

Maximum des bruits de cœur fœtal au-dessus et tout près de l'ombilic.

Par le toucher nous trouvons le col ayant toute sa longueur, les deux orifices ouverts, de sorte qu'il se laisse facilement traverser par le doigt. Pas de partie fœtale accessible.

En pratiquant le toucher mensurateur nous trouvons pour le diamètre promonto-sous-pubien 9e $^1/_2$; la symphyse pubienne est peu haute, mais épaisse et assez oblique. Il est probable que le diamètre promonto-pubien minimum mesure 8 centimètres.

La femme a des contractions douloureuses assez fréquentes. Nous pratiquons séance tenante la version céphalique par manœuvres externes et nous appliquons la ceinture.

Le soir nous trouvons la tête au-dessus de l'aire du détroit supérieur en position O. I. G. T. Il est évident qu'elle ne peut s'engager, le bassin étant retréci. — La femme a moins souffert, elle perd quelques glaires sanguinolentes.

18 décembre matin. La femme souffre toujours et assez fréquemment, mais d'une manière irrégulière. L'orifice est dilaté comme une pièce d'un franc. Comme le travail ne marche pas assez vite, M. Depaul enfonce un cône d'éponge préparée dans l'orifice.

Vers quatre heures du soir nous enlevons l'éponge qui était tombée dans le vagin. La dilatation a fait quelques progrès.

19 décembre. A 1 heure du matin la dilatation étant assez grande nous rompons les membranes ; il s'écoule une quantité de liquide assez considérable.

A 9 heures $^1/_2$ nous enlevons la ceinture; la tête est toujours là en position gauche transversale. Une bosse séro-sanguine énorme plonge seule dans l'excavation.

M. Depaul fait une application de forceps et extrait un garçon qu'on ranime facilement; il pèse 2,900 grammes.

Les suites de couches furent troublées vers le troisième jour par quelques accidents de septicémie qui disparurent quelques jours après.

Cette femme quitte l'hôpital le 2 janvier 1876.

Observation VI.

Primipare. — Ventre en besace. — Présentation du sommet en O. I. G. T. — *Défaut d'engagement. — Ceinture. — Accouchement par le sommet en* O. I. G. A.

La nommée M. D., âgée de vingt-sept ans, couturière, entre le 4 mars 1876 à l'hôpital des cliniques, service de M. le professeur Depaul; elle est couchée au n° 34.

Cette femme est petite de taille; elle dit que c'est vers l'âge de deux ans qu'elle a commencé à marcher; cependant nous ne trouvons absolument rien du côté du système osseux.

C'est sa première grossesse. Elle a eu ses règles pour la dernière fois le 4 juin 1875; nous avons affaire par conséquent à une grossesse de huit mois et demi.

6 mars. Nous constatons chez cette femme un ventre en besace; dans la position assise le ventre repose absolument sur les cuisses. L'utérus en antéversion est à cinq travers de doigts de l'appendice xiphoïde.

Par le palper nous trouvons la tête du fœtus très-peu fléchie et reposant sur le détroit supérieur; elle est très-mobile. Le dos courbé regarde directement à gauche. Le siége est au niveau de l'ombilic; les membres inférieurs défléchis à droite de l'ombilic. Nous diagnostiquons une présentation du sommet en O. I. G. T. — Le ventre de cette femme est beaucoup trop développé pour le volume de l'enfant. Cela tient à la présence d'une assez grande quantité de liquide amniotique.

Le foyer d'auscultation est situé dans le flanc gauche entre deux lignes verticales dont l'une passerait par le mamelon et l'autre par l'aisselle, et un peu au-dessus de la ligne ombilicale. Par le toucher nous trouvons l'excavation vide; cependant en portant le doigt directement en haut derrière la symphyse pubienne nous arrivons sur la tête; le doigt peut la repousser avec une grande facilité.

Le col ramolli, ayant toute sa longueur, est en arrière et un peu à gauche. L'orifice externe est fermé.

L'évolution du fœtus étant possible à cause de sa grande mobilité, nous nous décidons à appliquer la ceinture.

10 mars. La tête est toujours au-dessus du détroit supérieur, seulement la position du fœtus a changé; c'est une O. I. G. A.

13 mars. Elle souffre depuis cette nuit. On a enlevé la ceinture à 7 heures du matin. A 10 heures nous trouvons une dilatation assez grande pour rompre la poche des eaux qui est considérable. Le sommet toujours en O. I. G. A. s'engage et descend rapidement. Elle accouche à 11 heures 10 minutes du matin après 11 heures de travail. L'enfant, de sexe féminin, pèse 3,330 grammes.

3 avril. Elle quitte l'hôpital avec son enfant. Les suites de couches ont été troublées par quelques accidents de septicémie.

Observation VII.

Multipare. — Défaut d'accommodation. — Présentation de l'épaule droite en A. I. G. — *Version céphalique par manœuvres externes. — Ceinture. — Accouchement par le sommet en* O. I. G. A.

La nommée B. U., âgée de 27 ans, domestique, entre le 9 mai 1876 à l'hôpital des Cliniques, service de M. le professeur Depaul.

Elle a déjà eu deux enfants à terme qui sont venus par le sommet. — Ses règles parurent pour la dernière fois le 15 août 1875; elle serait enceinte par conséquent de 8 mois et demi environ.

11 mai 1876. — En examinant cette femme nous lui trouvons une paroi abdominale épaisse, mais complètement dépourvue d'élasticité; il existe même un écartement assez considérable de la ligne blanche. — L'utérus est à trois travers de doigts au-dessus de l'ombilic.

Par le palper nous constatons l'existence d'une quantité assez considérable de liquide amniotique. — L'enfant très-mobile se présente par l'épaule droite en A. I. G.

Pas de parties fœtales accessibles par le toucher. Le col ramolli, ayant toute sa longueur, est situé à gauche et en arrière.

Granulations abondantes dans le vagin.

Nous pratiquons la version céphalique par manœuvres externes et nous appliquons la ceinture.

12 mai. — La tête repose sur le détroit supérieur.

15 mai. — La ceinture s'est relâchée. L'enfant a évolué. Nous constatons une présentation du siége en S. I. D. P.

Nous pratiquons de nouveau la version et nous appliquons la ceinture. Par le toucher nous sentons la tête au-dessus du détroit supérieur.

16 mai. — La tête repose sur le détroit supérieur, elle est toujours mobile.

Soir. — La ceinture est remontée. Le fœtus a de nouveau changé de présentation ; c'est un siége en S. I. G. A.

19 mai. — Version et application d'une ceinture plus large.

25 mai. — Nous changeons la ceinture ; nous lui en mettons une à sa taille.

26 mai. — La tête descend.

27 mai. — Tête engagée et fixée.

31 mai. — La femme accouche en 7 heures d'un garçon venu par le sommet en O. I. G. A.

1er juillet. — Suites de couches normales. Elle quitte l'hôpital.

Observation VIII.

Femme à terme de sa dernière grossesse. — Ventre en besace. — Présentation du siége en S. I. G. T. — *Version céphalique par manœuvres externes. — Application de la ceinture.— Accouchement par le sommet en* O. I. G. A.

La nommée C., âgée de 37 ans, journalière, entre le 1er mars 1876 à l'hôpital des Cliniques, service de M. le professeur Depaul, n° 6.

Réglée à 15 ans régulièrement, elle a toujours joui d'une bonne santé. Neuf accouchements antérieurs, dont deux grossesses gemellaires.

Première grossesse à 23 ans ; elle est accouchée à terme.

Treize mois après, présentation du sommet; douze mois après, troisième grossesse, présentation du sommet; quatrième grossesse au bout de seize mois : l'enfant est venu par le sommet. Le cinquième enfant vint par l'épaule. La sixième grossesse fut une grossesse gemellaire : le premier vint par le siége, le deuxième par l'épaule; elle accoucha une septième fois, toujours de deux jumeaux dont l'un par la tête et l'autre par l'épaule. Son huitième accouchement fut simple, l'enfant vint par la tête; l'enfant dont elle accoucha après une neuvième grossesse vint par les pieds.

Cette fois elle est enceinte pour la dixième fois; elle a eu ses règles pour la dernière fois le 18 mai 1875; elle est par conséquent à terme.

Le 2 mars matin. Ventre en besace; utérus en antéversion; paroi abdominale mince; écartement notable de la ligne blanche.

Par le palper nous trouvons le siége dans la fosse iliaque gauche; la tête en haut et à droite, au fond de l'utérus; le dos regarde directement à gauche. L'enfant bien développé est assez mobile cependant. Le maximum des bruits du cœur est situé un peu au-dessus de l'ombilic.

Par le toucher, nous trouvons un col long d'un centimètre ayant ses deux orifices ouverts, de sorte qu'on peut arriver avec le doigt jusque sur les membranes. Pas de partie fœtale accessible.

Nous diagnostiquons une présentation du siége en S. I. G. T. M. Depaul, qui examine cette femme, confirme notre diagnostic.

La femme qui est à terme a des douleurs assez fréquentes.

A neuf heures et quart du matin, nous pratiquons la version céphalique par manœuvres externes et nous appliquons la ceinture,

Une demi-heure après, M. Depaul touche de nouveau cette femme et arrive très-facilement sur la tête qui proémine dans l'excavation.

A trois heures du soir la dilatation étant complète, les membranes se rompent. On enlève la ceinture.

A huit heures et demie du soir, cette femme est accouchée d'un enfant pesant 3350 grammes qui est venu par le sommet en O. I. G. A. Suites de couches naturelles.

Observation IX.

Multipare. — Défaut d'accommodation. — Présentation du siége en S. I. D. P. *— Version. — Ceinture. — Accouchement par le sommet en* O. I. D. P.

V. D., femme S..., âgée de 23 ans, journalière, entre le 21 septembre 1876 à l'hôpital de la Clinique, service de M. le professeur Depaul.

La dernière apparition des règles eut lieu dans la première quinzaine du mois de janvier; elle serait enceinte de huit mois et demi; dès le début de cette grossesse, diarrhée qui, après huit à quinze jours de durée, disparaissait pour revenir une dizaine de jours après.

Le 23 septembre, diarrhée abondante que l'on arrête à l'aide de lavements amidonnés et laudanisés.

Nous procédons à l'examen et nous trouvons une paroi abdominale peu épaisse et très-lâche, éventration assez marquée.

Palper. L'utérus est à 5 centimètres de l'apophyse xiphoïde. L'excavation est vide, le siége du fœtus est dans la fosse illiaque gauche, la tête dans le flanc droit en rapport avec le foie; le dos est à droite et en arrière. Nous diagnostiquons une présentation du siége en S. I. D. P.; foyer d'auscultation un peu au-dessus de l'ombilic.

Par le toucher, nous trouvons, nous le savions déjà, l'excavation vide. Le col gros, irrégulier, dur, est à droite et en arrière.

Le 25 les choses sont dans le même état. Nous pratiquons la version céphalique par manœuvres externes.

Le 27 nous trouvons la tête dans la fosse illiaque gauche, le siége dans le flanc droit. C'est le plan antérieur du fœtus qui est en avant. Nous ramenons la tête au-dessus de l'aire du détroit supérieur, en lui faisant exécuter un mouvement de rotation pour ramener le dos en avant et nous appliquons la ceinture.

Le 29 nous avons changé deux fois la ceinture, celle que nous avions appliquée n'étant pas à la taille de cette femme.

Par le toucher, en portant le doigt directement en haut, derrière la symphyse pubienne, nous sentons la tête du fœtus; elle est très-mobile.

Le 3 octobre. La ceinture s'est dérangée cette nuit. Le sommet commence à s'engager.

Le 4 à 1 heure 45 minutes du matin, cette femme accoucha, après trois heures trois quarts de douleurs, d'une fille, pesant 3330 grammes. L'enfant est venu par le sommet en O. I. D. P.

Le 23 les suites de couches ont été normales. Cette femme quitte l'hôpital avec son enfant.

Observation X.

Présentation de l'épaule droite en A. I. G. *chez une primipare. — Version céphalique par manœuvres externes. — Application de la ceinture. — Engagement consécutif. — Présentation du sommet. — Forceps. — Enfant vivant.*

Le 25 avril 1876, mon ami, le docteur Deleschamps, me demanda d'aller voir avec lui une de ses clientes, madame C***, arrivée à huit mois et demi environ de sa première grossesse et chez laquelle le toucher ne lui faisait rien rencontrer dans l'excavation.

Le lendemain nous nous rendîmes près de cette dame et voici ce que nous constatâmes : la paroi abdominale était flasque et retombait au devant de la symphyse comme chez les femmes qui ont déjà eu un grand nombre d'enfants ; la palper nous fit reconnaître la tête dans la fosse iliaque gauche et le siége dans le flanc droit, le dos en avant. Le bassin fut trouvé légèrement rétréci, car on atteignait, difficilement il est vrai, l'angle sacro-vertébral, mais enfin on l'atteignait. Je pratiquai la version céphalique par manœuvres externes et j'appliquai la ceinture.

Cinq jours après, la tête commençait à proéminer dans l'excavation.

Le docteur Deleschamps m'apprit quelques jours après que l'engagement était complet, l'enfant se présentant en O. I. G. A.

Le travail se déclara le 9 mai et se termina dans la même journée à la suite d'une application de forceps.

L'enfant bien vivant ne fut pas pesé, mais il était d'un volume normal.

Observation XI.

Présentation franchement tranversale lors d'une cinquième grossesse. — Version céphalique par manœuvres externes et application de la ceinture. — Engagement consécutif de la tête et accouchement par le sommet d'un enfant de 4,300 *grammes.*

Le 27 mai 1877, M. le docteur Tarnier reçut dans son cabinet madame P*** qui venait lui demander de vouloir bien l'assister pendant ses couches. Cette dame lui raconta qu'elle était enceinte pour la cinquième fois, et que cependant elle n'avait pas d'enfant vivant. Le premier accouchement à terme fut terminé par une application de forceps. L'enfant, qui se présentait par le sommet et était très-volumineux, mourut pendant le travail ou l'application de forceps. Lors du deuxième accouchement, également à terme, l'enfant se présenta par le siége et mourut pendant l'extraction. Les deux autres grossesses ne furent pas menées à terme. Cette dame se trouvant presqu'à terme de sa cinquième grossesse, désirait d'autant plus vivement un enfant que son âge et celui de son mari rendaient peu probable la possibilité de grossesses ultérieures.

M. Tarnier examina cette dame et constata que l'état généétait très-bon, que l'abdomen était très-développé et présentait des dimensions transversales exagérées. Pratiquant le palper, il reconnut bien vite que l'excavation était vide et que le fœtus très-volumineux était placé de la façon suivante : la tête au niveau du flanc gauche et le siége au niveau du flanc droit, le dos dirigé en avant, remplissant le grand bassin (voy. *fig.* 24 et 25). Peu satisfait de cet état de choses, M. Tarnier prévint cette dame de la mauvaise situation de l'enfant et lui dit qu'il était nécessaire de corriger le plus tôt possible cette présentation vicieuse.

Mon cher maître voulut bien me prévenir et me demander de l'accompagner dans sa visite du lendemain.

Le lendemain, 28, nous nous rendîmes chez cette dame, et là je constatai à mon tour l'attitude du fœtus qui était restée la même depuis la veille. Par des pressions exercées sur les deux pôles du fœtus en sens inverse, c'est-à-dire que pendant que la main droite abaissait la tête la main gauche relevait le siége, je parvins après quelques pressions lentes, soutenues et assez intenses, à ramener la tête au niveau du détroit supérieur, la laissant toutefois proéminer légèrement au-dessus de la fosse iliaque gauche, puis nous appliquâmes la ceinture.

M. Tarnier me chargea de surveiller sa cliente. Le soir du même jour je retournai et je constatai que la tête était restée au niveau de la fosse iliaque gauche.

Le lendemain, 29, je ramenai complétement la tête au niveau du détroit supérieur et je resserrai la ceinture qui s'était allongée.

Le 31 M. Tarnier constatait l'engagement du sommet.

Le 1er juin je trouvai la tête remplissant toute l'excavation en O. I. G. A.

Dans la nuit du 3 au 4 juin le travail se déclara (1), et le même jour à midi, l'orifice étant franchi et les contractions expulsives se montrant inefficaces, j'appliquai le forceps de M. Tarnier devant son auteur et amenai avec la plus grande facilité un garçon bien vivant du poids de 4,300.

Aujourd'hui la mère et l'enfant se portent à merveille.

(1) On enleva à ce moment la ceinture.

Observation XII.

Présentation de l'épaule droite en A. I. G. chez une secondipare. — Version céphalique par manœuvres externes. — Application de la ceinture. — Engagement consécutif de la tête. — Accouchement spontané par le sommet en O. I. G. A.

Madame P*** enceinte de cinq mois environ me demande, au mois d'août 1877, de vouloir bien lui donner des soins pendant sa grossesse et de l'assister pendant son accouchement.

Voici l'histoire obstétricale de cette dame : Première grossesse pendant laquelle survint de l'albuminurie. Éclampsie à sept mois. Guérison, mais mort de l'enfant qui fut expulsé trois semaines après.

Rétablissement complet.

Deux avortements à deux ou trois mois sans cause appréciable.

Quatrième grossesse actuelle arrivée, ainsi que je l'ai dit, au cinquième mois.

Je surveille avec soin les urines en les analysant tous les quinze jours environ. Résultat toujours négatif au point de vue de la présence de l'albumine.

Le 11 novembre, c'est-à-dire vers le septième mois et demi, je pratiquai le palper et reconnus que l'excavation était vide, le fœtus se présentant par l'épaule droite en céphalo-iliaque gauche : la tête était dans la fosse iliaque gauche; le siége, dans le flanc droit, le dos en avant. Je trouvai la paroi abdominale mince et l'utérus en antéversion, le ventre en besace. En raison de l'âge de la grossesse, j'attendis sans rien faire.

Le 3 décembre. Nouvel examen. Même résultat.

Le 12 décembre. Nouvel examen. Situation identique.

Je priai alors le docteur Dechambre, médecin de la famille, de vouloir bien venir constater la présentation de l'enfant.

Le lendemain le docteur Dechambre, ayant pratiqué le palper et le toucher, confirma mon diagnostic.

Nous résolûmes alors de pratiquer la version céphalique par manœuvres externes et d'appliquer la ceinture, pensant qu'il serait dangereux d'attendre plus longtemps, puisque la grossesse était arrivée à huit mois et quelques jours, et que la situation du fœtus ne se modifiait aucunement.

La version fut faite avec la plus grande facilité, et la ceinture appliquée le 18 décembre.

Le 20 décembre la tête était profondément engagée dans l'excavation en O. I. G. A.

A partir du lendemain la ceinture ne fut portée que dans la journée.

Accouchement spontané le 31 décembre, après dix heures de travail.

Fille très-bien portante pesant 3400 grammes. Après l'application de la ceinture et d'après les conseils de M. Tarnier, j'examinai les urines tous les jours, afin de voir si la compression exercée par la ceinture sur les viscères abdominaux ne produirait pas l'albuminurie.

Il me fut impossible, jusqu'au moment de l'accouchement, d'en trouver aucune trace.

Observation XIII.

(Communiquée par le docteur Budin.)

Rétrécissement du bassin. — Présentation du siége, transformée en présentation du sommet, à l'aide de manœuvres externes. — Application de la ceinture du docteur Pinard. — Accouchement prématuré provoqué.

La nommée Louise Dr..., âgée de 29 ans, célibataire, entre, le 3 septembre 1877, à l'hôpital de la Faculté, dans le service de M. le professeur Depaul, suppléé par M. le docteur Charpentier. Cette femme, qui est de taille moyenne, qui ne peut indiquer à quel âge elle a marché pour la première fois, et qui dit avoir toujours bien marché, est généralement bien portante.

Les premières règles ont apparu à l'âge de 18 ans; depuis elle est régulièrement menstruée. Une fois déjà, elle est accouchée à l'hôpital des Cliniques, le 7 octobre 1872. Lorsqu'elle y entra, elle était enceinte de 8 mois et demi. M. Guéniot s'aperçut qu'elle avait un rétrécissement du bassin : il provoqua l'accouchement prématuré. Il dut faire une application de forceps et eut beaucoup de peine à extraire un enfant qui était en état de mort apparente. Il fut insufflé, ranimé et il est encore vivant aujourd'hui.

Les suites de couches furent assez graves : la malade dut rester pendant six semaines à l'hôpital.

Les dernières règles datent du 1er au 5 janvier 1877. La malade affirme que c'est vers cette époque seulement qu'elle a pu devenir enceinte. Elle a eu, pendant sa grossesse, des menaces assez fréquentes de syncope.

A l'examen des membres inférieurs qui sont maigres, on

ne trouve que peu de traces de rachitisme. Les fémurs sont seuls un peu plus arqués que dans l'état normal.

La face, les membres supérieurs, la colonne vertébrale ne présentent rien de particulier.

L'abdomen est peu volumineux; au palper, on trouve la tête très-mobile au-dessus du détroit supérieur. Par l'auscultation, on constate que l'enfant est vivant. Au toucher, on n'arrive que difficilement à sentir la tête qui ballotte au-dessus du détroit supérieur; mais on constate que le diamètre antéro-postérieur du détroit supérieur est rétréci; on trouve 10 centimètres à peine pour le diamètre promonto-sous-pubien. La hauteur de la symphyse pubienne, son épaisseur, sa direction ne présentent rien d'anormal. On estime donc le diamètre minimum à 8 centimètres ou 8 centimètres et demi environ.

Le 8 septembre, on trouve, par le palper, la tête au niveau du fond de l'utérus, dans l'hypochondre droit.

Le 9, elle occupe la même situation; on la ramène facilement au-dessus du détroit supérieur par des manipulations externes. On constate, le 9 au soir, qu'elle est restée au niveau du détroit supérieur.

Le 10 septembre, au matin, M. le docteur Charpentier décide qu'il va provoquer l'accouchement prématuré, en introduisant dans l'utérus une bougie en gomme. On s'assure, au préalable, de la présentation.

La tête a regagné le fond de l'utérus. Je pratique la version par manœuvres externes, puis j'essaie d'appliquer une ceinture du docteur Pinard, pour maintenir le fœtus fixé dans sa nouvelle situation. La ceinture se trouve être trop grande, et, pendant que je fais des tentatives pour l'appliquer, la tête, non maintenue, retourne au fond de l'utérus.

Je prépare alors une nouvelle ceinture, que je passe derrière la région lombaire de la femme. Je fais une seconde fois la version, je ramène la tête au détroit supérieur et l'y maintiens d'une main, pendant que de l'autre je fixe la ceinture avec un aide.

M. Charpentier constate par le toucher la présentation du sommet, et il introduit, à 9 heures et demie, la bougie dans la cavité utérine. A 10 heures, les douleurs apparaissent ; elles sont peu intenses, mais elles reviennent assez régulièrement toutes les sept minutes; elles persistent pendant toute la journée. Des glaires sanguinolentes s'écoulent et, à 4 heures et demie du soir, on constate un léger effacement du col. Le soir, à 8 heures et demie, M. Charpentier réintroduit plus profondément dans la cavité utérine la sonde qui avait un peu glissé.

La nuit est calme; les douleurs reviennent moins souvent. Le 11 septembre, au matin, le col n'est pas encore complétement effacé. Les douleurs reviennent toutes les dix minutes, mais elles sont peu intenses; la tête est toujours demeurée au détroit supérieur, elle est mobile.

A 4 heures du soir, les douleurs ayant continué à revenir toutes les dix minutes, le col est fortement effacé.

A 6 heures, il y a un commencement de dilatation de l'orifice utérin; les membranes font saillie dans le vagin au moment où surviennent les contractions utérines.

A 8 heures, les douleurs apparaissent plus fréquentes et beaucoup plus vives. A 10 heures, la dilatation est complète, et on constate que la tête s'applique sur le détroit supérieur. A 10 heures 10, les membranes se rompent spontanément. Les douleurs sont très-violentes et presque incessantes.

Bientôt, sous l'influence de ces contractions énergiques, la tête franchit le détroit supérieur ; elle descend alors immédiatement jusque sur le périnée. A 10 heures 50, l'accouchement se termine spontanément.

L'enfant était vivant, du sexe féminin, mesurait 43 centimètres de longueur totale et pesait 1720 grammes. Sa tête offrait les diamètres suivants : occipito-mentonnier, 11,1 ; occipito-frontal, 10,1 ; sous-occipito-bregmatique, 8,8 ; bi-pariétal, 8,5 ; bi-temporal, 7,9 ; bi-mastoïdien, 6,5.

Dans la nuit qui suivit sa naissance, l'enfant eût une hémorrhagie très-abondante par le cordon ombilical. La ligature de la tige funiculaire avait été mal faite par une élève sage-femme. Tous les langes furent traversés, le sang arriva jusque dans les draps du berceau ; c'est alors qu'on s'aperçut de l'hémorrhagie. L'enfant succomba quelques heures plus tard, 26 heures après l'accouchement.

A l'autopsie, on ne trouva de lésion dans aucun organe. La plus grande partie du tissu pulmonaire avait été pénétré par l'air. Certains points cependant étaient en état d'atélectasie et tombaient au fond de l'eau.

Les suites de couches furent très-simples pour la mère. Le huitième jour, elle voulut absolument quitter l'hôpital.

OBSERVATION XIV.

(Communiquée par le docteur Budin.)

Troisième grossesse. — Abdomen pendulum. — Présentation transversale. — Version céphalique par manœuvres externes, et application de la ceinture du docteur Pinard. Après quelques jours, on enlève la ceinture et bientôt la position du fœtus change. — Nouvelle version. — Nouvelle application de la ceinture. — Accouchement par le sommet.

Au commencement de septembre 1877, nous trouvons couchée au lit nº 5 du service de M. le professeur Depaul, suppléé par M. le docteur Charpentier, la nommée Jeanne D...., femme P... Elle est âgée de 28 ans, mécanicienne. Elle a été réglée, pour la première fois, à l'âge de 16 ans, et elle est habituellement bien portante. Elle est enceinte pour la troisième fois. Les dernières règles datent du 5 décembre 1875; elle a perçu les mouvements du fœtus au commencement du mois d'avril.

Pendant sa seconde grossesse, son ventre retombait en avant; lorsqu'elle accoucha, le travail dura depuis 8 heures du matin jusqu'au lendemain à 11 heures et demie. Les douleurs ne portaient pas : telle fut, dit-elle, l'expression employée devant elle, à la salle d'accoucchements.

En l'examinant, le 4 septembre, on voit que le ventre est en besace; il pend sur les cuisses, recouvre le pubis et cache les organes génitaux. Au palper, on constate que le fœtus, très-mobile, est placé transversalement; la tête est tournée du côté droit, le siége du côté gauche. Au toucher, on arrive sur le col, mais on ne sent aucune partie fœtale au niveau du détroit supérieur.

Le 4 septembre au soir, je fis la version par manœuvres externes, je ramène la tête au détroit supérieur; puis les parois abdominales ayant été relevées et mises dans la position normale, j'applique une ceinture du docteur Pinard.

Au toucher je puis alors sentir la tête mobile qui ballotte au-dessus du détroit supérieur.

5 septembre matin. La tête est restée au détroit supérieur. La malade qui se lève et se promène, se trouve considérablement soulagée.

Le 6 septembre la tête est un peu descendue et commence à s'engager ; elle est plus facilement accessible au toucher. La malade éprouvait les premiers jours un peu de gêne de la respiration lorsqu'elle était couchée avec sa ceinture : cette gêne a disparu. 7 septembre. M. le docteur Charpentier me prie d'enlever la ceinture pour voir ce que deviendra la position de l'enfant : la tête est alors un peu engagée dans le détroit supérieur.

8 septembre. La malade se plaint vivement après que la ceinture a été ôtée. Elle a voulu se lever et se promener, mais elle souffre beaucoup ; elle a constamment des douleurs de reins, des tiraillements dans l'abdomen. Elle a prié qu'on lui remît sa ceinture avec laquelle elle sera, assure-t-elle, très-soulagée.

Au toucher on ne constate aucune modification du col indiquant qu'il y a eu un commencement de travail. La tête est toujours au détroit supérieur.

9 septembre matin. On trouve que la présentation de l'enfant n'a pas changé. Vers 1 heure de l'après-midi le fœtus exécute, au dire de la mère, des mouvements violents; elle prétend avoir senti qu'il se déplaçait.

Le 10 septembre au matin on constate que la tête de l'enfant n'est plus au niveau du détroit supérieur; on la trouve au fond de l'utérus à droite. C'est le siége qui est en bas. Au toucher, on n'arrive d'abord sur rien au détroit supérieur; mais en portant le doigt très-haut, on parvient à sentir une partie fœtale, molle, dépressible.

La malade demandant avec insistance qu'on lui applique de nouveau la ceinture, M. Charpentier me charge de la remettre le soir même; c'est ce que je fis après avoir pratiqué la version par manœuvres externes.

11 septembre. On trouve la tête au détroit supérieur. La malade se dit très-soulagée. Elle a pu se promener sans souffrir. Je constatai tous les jours : le 12, le 13, le 14 la présence de la tête au détroit supérieur. Le 15 la malade prit un bain; elle enlève sa ceinture. Elle vint pendant la visite du soir me prier de la lui remettre; elle éprouvait de telles douleurs dans la région lombaire qu'elle ne pouvait marcher. Je la fis attendre jusqu'au lendemain matin.

16 septembre. Elle n'a pu dormir; elle a, dit-elle, compté les heures les unes après les autres, couchée sur le dos : elle ressentait des tiraillements dans l'abdomen et les reins; voulait-elle se mettre sur le côté, son ventre était entraîné par le poids, et elle souffrait encore davantage. En l'examinant, je trouve que la tête est restée un peu engagée dans le détroit supérieur.

La ceinture est réappliquée.

Jusqu'au moment où je quittai l'hôpital, le 24 septembre, je constatai la présence de la tête au détroit supérieur.

Quelques jours plus tard, la malade eut une fluxion dentaire; on se demanda si en même temps il n'y avait pas un début d'érysipèle. On l'envoya alors à l'hôpital de la Charité.

La ceinture qu'elle portait lui fut enlevée, on constata encore une présentation du sommet.

A son arrivée à la Charité, elle fut reçue dans le service de M. le docteur Bourdon, par mon excellent ami, M. Bouveret.

Une interrogation minutieuse lui fit apprendre de la malade la conduite qui avait été tenue ; il reconnut que la présentation du sommet avait persisté. Néanmoins, pour plus de sûreté, il appliqua de suite une ceinture en toile.

Le travail se déclara presqu'immédiatement et la femme accouchait spontanément le soir même d'un magnifique garçon qui était venu en présentation du sommet.

Observation XV.

(Communiquée par le docteur Ribemont, interne de la Maternité.)

Nanisme. — Rachitisme.

A. R., domestique, secondipare entrée à Sainte-Adelaïde le 3 juillet.

Réglée à 13 ans, régulièrement 4 à 5 jours abondamment. Premier accouchement à terme il y a 3 ans et demi.

L'enfant, un garçon volumineux, a vécu. L'accouchement n'aurait pas duré trop longtemps (12 heures ?). La date de la dernière époque est ignorée. Mouvements actifs perçus depuis environ 5 mois ?? Grossesse heureuse.

Cette femme de petite taille ($1^m,27$) offre des extrémités de naine. Les doigts sont courts, assez bien faits. Les jambes sont courtes, $0^m,25$. La tête du péroné fait une saillie considérable. Les tibias sont un peu incurvés dans leur tiers supérieur.

Cuisses courtes, droites (0^{m},28 du grand trochanter au condyle externe). Elle a marché à un an et n'a jamais cessé de le faire.

L'utérus remonte à un travers de doigt au-dessus de l'appendice xiphoïde.

On trouve par le palper la tête mobile, ballottant sous les fausses côtes droites. Le plan dorsal est à droite et en arrière, le siége est pour ainsi dire à cheval sur la ligne innommée gauche, en partie dans la fosse iliaque, en partie dans l'aire du détroit supérieur. En un mot, il n'y a pas de présentation. Le col est perméable au doigt, encore assez long. Lèvre antérieure très-épaisse; on ne sent aucune partie fœtale. On atteint difficilement l'angle sacro-vertébral. Les bruits du cœur, à droite et un peu au-dessous de l'ombilic.

Le lendemain le palper montre que la tête est dans la fosse iliaque droite, le siége dans l'hypochondre gauche; le dos répond à la fosse iliaque gauche et au flanc gauche.

Les bruits s'entendent à gauche de l'ombilic, au milieu d'une ligne allant de l'ombilic à l'épine iliaque antéro-supérieure gauche.

Version par manœuvres externes, la tête est ramenée dans le plan du détroit supérieur et fixée au moyen de la ceinture Pinard. Dès le lendemain elle commence à s'engager. Accouchement spontané, l'enfant se présentant par le sommet.

Observation XVI.

(Communiquée par le docteur Ribemont, interne de la Maternité.)

Bassin rétréci. — Présentation du siége. — Version par manœuvres externes. — Ceinture. — Présentation du sommet.

H., femme C., vingt-quatre ans, rachitique.

Enceinte pour la quatrième fois.

Les deux premiers accouchements ont été terminés par une application de forceps ; le dernier, par une céphalotripsie.

Les dernières règles remontent au 23 mars.

Entrée à Sainte-Adélaïde le 22 novembre 1877.

Femme de taille au-dessous de la moyenne.

A marché à 3 ans. — Les jambes présentaient à cette époque une incurvation très-marquée.

Il n'existe plus aujourd'hui qu'une légère inflexion au niveau de la partie supérieure du tibia gauche.

Les membres inférieurs sont rectilignes dans leur ensemble.

Examen : L'enfant n'est point accommodé. Le jour de son entrée. Présentation du sommet en O. I. D. T. Le dos regarde cependant un peu plus en arrière.

Le col imperméable — encore long de 1,5 à 2 centimètres. On sent l'angle sacro-vertébral. Diamètre sacro-sous-pubien : 9 c. 5.

Le lendemain les choses sont dans le même état.

Le 14 novembre, l'extrémité céphalique répond à la région épigastrique ; le siége, à la ligne innominée du côté droit. Le dos regarde à droite et un peu en avant,

Jusqu'au 1er décembre, l'enfant conserve les mêmes rapports avec les organes maternels.

Ce jour-là M. Tarnier se dispose à provoquer l'accouchement. Il commence par pratiquer par manœuvres externes la version du fœtus, et la tête ayant été ramenée au niveau du détroit supérieur, il la fixe dans cette situation au moyen de l'application de la ceinture. Puis une sonde est introduite entre la caduque et la paroi utérine et laissée à demeure.

Les douleurs ne tardent pas à apparaître.

A 6 heures du soir, la femme C... monte à la salle d'accouchements.

L'enfant se présente par le sommet en O. I. D. P.

L'accouchement a été terminé le lendemain par une céphalotripsie.

Observation XVII.

(Communiquée par le docteur Ribemont, interne de la Maternité.)

Présentation du siége. — Version par manœuvres externes.— Application de la ceinture.—Accouchement en O. I. G. A.

K., vingt-sept ans, secondipare bien conformée.

Premier accouchement naturel. Fille présentant le sommet.

Dernières règles du 20 au 27 septembre 1876.

Entre le 6 juin à Sainte-Claire où l'on reconnaît une présentation du siége en S. I. D. P.

La version par manœuvres externes est très-facilement effectuée, mais on est obligé (faute de ceinture) d'essayer de maintenir la réduction au moyen d'un simple bandage de corps assez serré et muni de sous-cuisses.

Pendant vingt-quatre jours la tête reste au niveau du détroit supérieur, mais ne s'y engage pas.

Le 30 juin, guérie de l'affection (bronchite) qui l'avait amenée à Sainte-Claire, elle remonte au dortoir des femmes malades, et s'empresse d'enlever son bandage de corps.

Trois jours plus tard, le 2 juillet, elle entre à Sainte-Adélaïde. Le siége est de nouveau en rapport avec le détroit supérieur. La tête dans la région épigastrique en S. I. D. P.

M. Tarnier pratique avec facilité la version par manœuvres externes et transforme ainsi la présentation pelvienne en une présentation du sommet O. I. G. A. Application de la ceinture Pinard.

Les jours suivants, la tête reste en bas, mais s'engage peu. Le vagin se plisse.

Le travail se déclare le 14 juillet, à 6 heures du soir. La tête s'engage un peu.

A 10 heures du soir, la dilatation égale la dimension d'une pièce de 2 fr.; la femme monte à la salle d'accouchement.

Le 15, à une heure et demie du matin, rupture spontanée des membranes ; la dilatation étant complète, la ceinture est retirée.

Terminaison spontanée à 2 h. 10 du matin.

Garçon pesant 3990 gr. Diam. OM : 13,5. — OF : 12. — SOB : 105 = Bi P. 9.

Liquide amniotique lactescent évalué à plus de 500 gr.

Observation XVIII.

(Communiquée par le docteur Ribemont, interne de la Maternité.)

Bassin rétréci. — Présentation de l'extrémité pelvienne. — Version par manœuvres externes. — Ceinture. — Accouchement en O. I. G. A.

Marie Paupy, 38 ans, secondipare.

Entre à Sainte-Adélaïde le 25 mai 1877.

Femme de petite taille, 1 mètre 38 cent.

A marché à neuf mois. Peu après la station debout est devenue difficile, puis impossible.

A cinq ans seulement, elle a pu recommencer à marcher, et encore n'était-ce qu'à l'aide de béquilles.

Réglée à quinze ans, irrégulièrement. Perd pendant huit jours abondamment.

Est accouchée une première fois, il y a vingt-huit mois, spontanément d'une fille forte, présentant le sommet.

Pendant les sept premiers mois de cette grossesse, la malade a continué à perdre du sang chaque mois d'abord, en quantité notable, puis de moins en moins abondante.

Elle ne peut préciser en ce qui touche la grossesse actuelle l'époque de ces dernières règles, car, de même que la première fois, elle a perdu du sang chaque mois jusqu'au mois de février.

Les tibias et les cuisses sont courts et fortement incurvés. Le tronc et les membres supérieurs sont rectilignes.

Utérus très-développé, peu tendu, permettant de sentir nettement vers son fond au niveau de l'hypocondre droit, une grosse partie dure, régulière, arrondie, et qui ballotte très-facilement. Le siége est en bas, au niveau de l'aire du détroit supérieur, et débordant un peu la ligne renversée du côté gauche. Les petites extrémités occupent en partie la fosse iliaque gauche.

Bruits du cœur à gauche et en arrière, au niveau de la ligne ombilicale.

Toucher. Angle sacro-vertébral accessible.

Diamètre sacro-sous-pubien : 11 cm.

Col encore long.

Cette femme reste à Sainte-Adélaïde en observation.

En juin, juillet, la situation ne se modifie pas. Le 4 juillet, M. Tarnier pratique la version par manœuvres externes et applique la ceinture Pinard. La tête reste fixée au niveau du détroit supérieur en O. I. G. A.

Le lendemain, on constate la présence de plis vaginaux marqués. Mais il n'y a pas encore d'engagement.

Le 8, la tête est toujours au détroit supérieur. Elle commence à s'engager un peu.

Le 5 août les douleurs se déclarent.

Montée à la salle ; on trouve le col effacé avec un orifice lenticulaire.

La tête a franchi le détroit supérieur et est descendue, traversant la partie supérieure de l'excavation. La ceinture est enlevée.

Présentation du sommet en O. I. G. A.

Rupture des membranes le 5, à 8 heures du soir.

La dilatation est complète, la tête presqu'au détroit inférieur.

A 8 heures 20, terminaison spontanée.

Enfant vivant : garçon pesant 3550 gr.

Diamètre: O M: 13,5 — O F: 12. — S O B: 8. — Bi P: 9,5.

Observation XIX.

(Communiquée par M. Champetier de Ribes, interne de la Maternité.)

La nommée M. P., âgée de vingt-six ans, entre le 10 janvier 1878, salle Sainte-Adélaïde, lit n° 6, dans le service de M. Tarnier, à la Maternité.

Réglée pour la première fois à seize ans, elle a toujours eu depuis des règles normales. Il y a trois ans et demi, elle est accouchée naturellement d'un premier enfant peu volumineux; le travail a duré huit heures en tout; les suites de couches ont été bonnes : l'enfant est venu par le sommet.

Elle est devenue enceinte dans le courant du mois d'avril 1877 : ses dernières règles se sont montrées du 6 au 9 avril; elle est donc bien près du terme de sa grossesse; l'utérus remonte jusqu'à l'appendice xiphoïde.

Le palper permet facilement de reconnaître que le fœtus est très-mobile. Le 11 janvier, M. Tarnier trouve l'extrémité céphalique dans la fosse iliaque droite, le siége dans le flanc gauche; le dos est en avant. Par le toucher vaginal, on sent un membre au-dessus de l'ouverture du col non effacé, mais perméable. L'enfant se présente donc par l'épaule gauche, le dos en avant.

Le 12 janvier, M. Tarnier examine de nouveau cette femme; la tête est dans l'hypochondre gauche; le siége, en bas et vers la fosse iliaque droite; le dos, en avant; les membres regardent à gauche. Le fœtus a changé de situation, la présentation de l'épaule est devenue une présentation du siége en sacro-iliaque droite antérieure.

M. Tarnier fait, avec ses mains, évoluer l'enfant de façon

que, le dos restant en avant, la tête descend au-dessus du détroit supérieur où on le sent très-nettement : le siége est au fond de l'utérus, incliné sur la gauche.

Après avoir constaté le résultat de cette manœuvre, on applique la ceinture du docteur Pinard, de façon à maintenir le fœtus dans sa nouvelle situation.

Les jours suivants, on constate la présence de la tête au niveau du détroit supérieur, mais on remarque aussi qu'elle ne s'engage pas : c'est que cette femme, qui ne présente d'ailleurs aucune trace de rachitisme, qui a eu une première couche facile, n'a pas cependant un bassin normal. Le diamètre antéro-postérieur du détroit supérieur mesure dix centimètres sans réduction.

Le 20 janvier, dans la matinée, le travail se déclare ; l'orifice se dilate, laissant une poche des eaux volumineuse ; mais malgré des contractions utérines régulières, la tête reste au niveau du détroit supérieur. M. Lucas Championnière rompt les membranes, et, à partir de ce moment, l'accouchement marche rapidement et se termine par l'expulsion spontanée d'un enfant à terme, vigoureux, qui naît par le sommet et pèse 3900 grammes.

Observation XX.

(Communiquée par le docteur Chantreuil, professeur agrégé.)

Madame C., de Passy, secondipare. — Premier enfant, dix ans auparavant. Cet enfant s'était présenté par le siége et avait succombé pendant le travail, malgré les soins de deux médecins distingués.

Dix ans s'étaient écoulés sans nouvelle grossesse.

Cette dame étant devenue enceinte une seconde fois, me fit appeler au septième mois de sa grossesse. Je constatai que, cette fois encore, son enfant se présentait par le siége. Je la surveillai pendant quelques semaines, espérant que peut-être l'extrémité céphalique descendrait spontanément.

Mais la tête restait en haut.

Vers le huitième mois, je fis la version céphalique par manœuvres externes. Le fœtus était encore très-mobile et l'opération n'offrit aucune difficulté. J'appliquai la ceinture de M. Pinard. Un mois après, cette dame accoucha spontanément d'un enfant vivant qui se présentait par le sommet. M. le docteur Larcher assistait avec moi à l'accouchement.

L'enfant s'éleva parfaitement.

Observation XXI.

(Communiquée par le docteur Chantreuil, professeur agrégé.)

J'ai assisté, il y a deux ans, madame J***, demeurant avenue Trudaine, qui avait eu précédemment trois enfants, dont aucun n'avait survécu. Pourtant, à sa troisième couche, cette dame avait reçu les soins de M. Tarnier, mais l'enfant se présentait par l'extrémité pelvienne; son extraction avait été difficile et il succomba quelques jours après sa naissance.

Je constatai, moi aussi, à la quatrième grossesse, une présentation de l'extrémité pelvienne. M. Tarnier, qui vit cette dame avant de partir en voyage, porta le même diagnostic.

Je fis la version céphalique par manœuvres externes dans le courant du huitième mois et, après avoir ramené la tête au détroit supérieur, j'appliquai la ceinture de M. Pinard. L'enfant vint au monde vivant, se présentant par le sommet; il vit encore.

Observation XXII.

(Communiquée par le docteur Chantreuil, professeur agrégé.)

Hôpital des Cliniques, service du docteur Chantreuil, suppléant le professeur Depaul.

Femme du n° 28, primipare bien constituée, grasse, et dont les parois abdominales sont épaisses. Bassin bien conformé.

A son entrée, on constate une présentation de l'extrémité pelvienne en sacro-iliaque gauche antérieure. La tête était dans l'hypochondre droit. Une douleur existait à ce niveau.

Le docteur Martel, chef de clinique, fit la version céphalique par manœuvres externes, le 23 décembre 1877, mais il n'appliqua pas de ceinture.

La femme continua à se lever, à se promener dans les salles, à aider les filles de service. Malgré cela, la tête resta au détroit supérieur jusqu'au 7 janvier 1878. Ce jour-là, la malade descendit aux bains, qui sont au rez-de-chaussée.

Le lendemain, nous trouvâmes de nouveau la tête dans l'hypochondre droit et le siége en bas, en sacro-iliaque gauche antérieure. Je fis de nouveau la version et j'appliquai la ceinture de M. Pinard. La tête est restée depuis au détroit supérieur, mais elle fut longtemps à s'engager dans l'excavation pelvienne.

Cinq semaines après, le 16 février, la poche des eaux s'est rompue prématurément; les douleurs sont survenues quelques heures après, et, au bout de vingt heures de travail, la femme est accouchée spontanément d'un enfant vivant se présentant par le sommet et pesant 3800 grammes.

Observation XXIII.

(Communiquée par le docteur Chantreuil, professeur agrégé.)

Femme du n° 36, rachitique. Angle sacro-vertébral difficilement accessible. Rétrécissement très-peu prononcé. Présentation de l'extrémité pelvienne. Version céphalique par manœuvres externes le 29 janvier 1878, à ma visite du soir. Application de la ceinture de M. Pinard. Six semaines après, la tête étant trouvée en partie engagée dans l'excavation pelvienne, M. Depaul fait ôter la ceinture.

TABLE DES MATIÈRES

PREMIÈRE PARTIE.

DEUXIÈME PARTIE.

TROISIÈME PARTIE.

708. — ABBEVILLE. — TYP. ET STÉR. GUSTAVE RETAUX.

www.ingramcontent.com/pod-product-compliance
Ingram Content Group UK Ltd.
Pitfield, Milton Keynes, MK11 3LW, UK
UKHW020556230726
13926UKWH00005B/2058